护士岗位管理与绩效管理实践

主　编　韩　琳

副主编　杨小春　丁兆红

编　委　（以姓氏笔画为序）

丁兆红　马玉霞　王晨霞　苏　茜

杨小春　佘东立　宋秀荣　岳淑琴

韩　琳

人民卫生出版社

·北　京·

图书在版编目（CIP）数据

护士岗位管理与绩效管理实践 / 韩琳主编 . —北京：
人民卫生出版社，2021.4
ISBN 978-7-117-31395-7

Ⅰ. ①护… Ⅱ. ①韩… Ⅲ. ①护理人员 – 人事管理 –
研究 Ⅳ. ①R192.6

中国版本图书馆 CIP 数据核字（2021）第 056276 号

人卫智网	**www.ipmph.com**	医学教育、学术、考试、健康，购书智慧智能综合服务平台
人卫官网	**www.pmph.com**	人卫官方资讯发布平台

护士岗位管理与绩效管理实践
Hushi Gangwei Guanli yu Jixiao Guanli Shijian

主　　编：韩　琳
出版发行：人民卫生出版社（中继线 010-59780011）
地　　址：北京市朝阳区潘家园南里 19 号
邮　　编：100021
E - mail：pmph @ pmph.com
购书热线：010-59787592　010-59787584　010-65264830
印　　刷：三河市延风印装有限公司
经　　销：新华书店
开　　本：850 × 1168　1/32　印张：7　插页：4
字　　数：208 千字
版　　次：2021 年 4 月第 1 版
印　　次：2021 年 5 月第 1 次印刷
标准书号：ISBN 978-7-117-31395-7
定　　价：49.00 元

主编简介

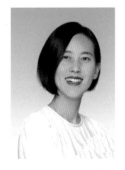

韩琳　1979 年出生,毕业于北京协和医学院,护理学博士,医院管理博士后,教授 / 主任护师,博士研究生导师,兰州大学护理学院院长,甘肃省人民医院护理部主任,甘肃省护理质控中心主任,甘肃省领军人才,陇原青年创新人才,甘肃省卫生厅领军人才,甘肃省杰出青年科学基金获得者。中国医院协会护理管理专业委员会常务委员、中国研究型医院协会护理专业委员会常务委员、中华护理学会护理教育专业委员会委员、中华护理学会国际交流工作委员会专家库成员;甘肃省护理质控中心主任兼专家组组长、甘肃省家庭护理协会会长、甘肃省护理学会副理事长、甘肃省护理学会教育专业委员会主任委员。担任《中华护理杂志》《中国护理管理》《兰州大学学报(医学版)》《护理学报》编委。

近年来主持课题 20 余项,其中国家自然科学基金项目 3 项,国家博士后基金项目 1 项,甘肃省杰出青年基金 1 项,陇原青年创新人才项目 2 项。发表 SCI 及国家级论文近百篇,主编、参编专著 10 余本。曾获中华护理学会"杰出护理工作者"、甘肃省三八红旗手、甘肃青年"五四"奖章、甘肃省"巾帼建功"标兵等称号,先后获中华护理学会科技奖、甘肃省科技进步奖、甘肃省医学科技奖、兰州市科技进步奖、兰州市青年科技奖、甘肃省黎秀芳护理科技奖等奖项。

从事临床护理、护理管理、护理教育 20 余年,主要研究方向:护理管理、慢性病管理、老年护理。

序

2012 年，卫生部印发了《关于实施医院护士岗位管理的指导意见》，吹响了护士岗位管理改革的冲锋号。此后，各级各类医院都在积极地开展护士岗位管理和绩效管理，取得了一定的成绩。然而，在部分医院特别是基层医院，仍然存在这样或那样的问题：或是医院领导层不了解护士岗位管理的优势，不支持改革；或是改革触及医生、护士利益的重新分配，阻力重重；或是护理管理者缺乏岗位管理的思路，无法与医院的管理工作有效衔接；或是已经开展了护士岗位管理，但作为其核心的绩效管理未在实践中落地，导致岗位管理流于形式……

2010 年 3 月，甘肃省人民医院在甘肃乃至全国率先开展了护士绩效管理改革，建立了护理部垂直管理体系。2012 年，借全国护士岗位管理改革东风开始岗位管理试点，至 2013 年全面推行岗位管理和分级管理，就此建立起一套将"护士分级、分层培训、科室定岗、按级上岗、按劳取酬"相结合的有机管理体系，简称为"五位一体"的管理体系。2016 年，率先开展护士长分层管理。至此，形成了护士岗位管理的长效机制，促进了护士队伍管理的科学化、系统化和可持续发展。

为了帮助临床一线的护理管理者应对面临的挑战和机遇，甘肃省人民医院的护理改革者从近 10 年来甘肃省人民医院护士岗位管理改革的实践出发，编写了这本书。本书聚焦改革过程中可能遇到的困难和问题，着重改革层层推进的过程、方法和工具，旨在为读者提供实用的、可以借鉴的方案和具体方法，相信能够帮助护理管理者顺利地开展护士岗位管理和绩效管理。

期待读者能受益于此书。

中华护理学会理事长　吴欣娟

2021 年 2 月

前言

　　担任护理部主任多年来，我总是会在护士的安排和调动中面临一些困境。有一次，在卫生行政部门组织的护士岗位管理调研会上，一位国内知名医院的院长也提及，很多高年资的护士在拥有丰富临床经验的年龄，会想方设法调到非临床科室，甚至行政后勤部门去，为此他非常苦恼。事实上，这样的事情在国内的医院，从三甲医院到基层医院都屡见不鲜，其原因当然是多方面的。2012 年卫生部提出的护士岗位管理正是为了解决这一问题，把优秀的、有经验的护士留在临床一线，留给患者；同时，让护士的工作更有成就感和价值感，从而促进整个护士队伍管理的科学化，推动护理学科发展。

　　近年来，国内许多医院都在尝试开展护士岗位管理，也取得了不小的成绩。我院从 2010 年开展垂直管理、绩效管理，逐步实现了护士岗位管理和分层管理，到 2016 年实施护士长分层管理，建立了护理管理的中轴体系，取得了良好的效果，护理管理更加科学，护士队伍更加稳定，护理质量和工作效率也进一步提高了。近些年来，国内多家医疗机构邀请我院专家分享、交流护士岗位管理方面的经验和做法，为了把好的经验和做法分享给更多的人，我们专门撰写了这本书，希望更多的人受益。

　　本书具有较强的实用性，适合护理部主任和护士长阅读。临床一线的护理管理者在护士岗位管理改革过程中遇到的难题，几乎都可以从本书中找到答案。希望本书能成为护理管理者推动改革的利器。同时，本书的编写是基于甘肃省人民医院护士岗位管理和绩效管理的实践经验，初衷是给准备实施护士岗位管理和实施过程不顺利的同行提供一些帮助和参考，但难免受到个人水平、时间和视野的影响，不妥之处敬请读者批评指正。

韩琳

2021 年 2 月

目录

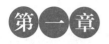

岗位管理与绩效管理概述

也许国内许多医院都曾经历过或正在经历这样的现象,许多优秀的护士不顾挽留,翩然而去;一些有潜力的护士不顾期待,悄然而去;甚至医院重点培养的护士不顾重托,绝然而去……留给医院护理管理者的只有无尽的懊悔和思考:拿什么挽留他们? 激励他们? 如何建立我们的优秀团队? 然而,当医院将充足的护理人力资源交到我们手中时,当我们辛苦地一手抓质量,一手抓成绩,整天疲于奔命在管理岗位上时,是否才发现,我们忙忙碌碌的结果竟然差强人意。这不禁值得我们反思,为什么拥有优秀的护士队伍,却很难做到人尽其才,无法发挥出团队的优势,更无法体现出作为护理管理者的高效管理,并最终达到提高医院整体护理水平的目的呢? 究竟该如何有效地管理我们的护理团队,又该如何调动整个护理队伍的积极性与创造性呢? 在这样一个快速发展又充满竞争的社会里,如何吸引、激励、管理和发展好护理团队,已然成为医院护理管理者及其管理团队面临的巨大挑战。

一、从一盏提灯到一项改革

自 19 世纪近代护理学创始人弗洛伦斯·南丁格尔(Florence Nightingale,1820—1910)创立现代护理专业至今,护理学的发展可谓是突飞猛进、风起云涌。让我们将思绪带回到战火纷飞的年代,当时的战地医疗救护条件非常恶劣,南丁格尔率领三十几名护士奔赴前线,开拓了现代战地护理事业。对于那时的南丁格尔而言,如何带领她的护士队伍在最短的时间内让受伤的战士重返战场,如何降低病房的死亡率,是首要也是最需要关注的问题。战后回国的南丁格尔,在经历了真正的战争和生死后,深刻认识到，没有规范的培训和有效的规章制度管理，护士永远只能像工人那样，从事最简单、最初级的工作，根本发挥不出"护士"这个职业本该拥有的职责与使命，护理事业永远只能停滞不前。于是她毅然投入到创立护士学校的紧张工作中。这时的南丁格尔，开始不断总结经验，逐步形成规范的培训机制，制订合理的管理办法，用心经营并管理自己的护士学校。但鉴于当时特殊的时代背景和全社会对护士职业的偏见和无知，在相对闭塞和制约的环境下，制度的建立和管理方法的应用仅仅只是针对某一方面进行限定和改进，更多的关注点仍然是放在如何培养一名可以救死扶伤的护士。然而，正是由于南丁格尔创办了第一所护士学校，有了规范的培训和制度化的管理，才让护士这个职业逐渐走向"正规化、专业化"，带动护理学科逐步走上了正轨。

我国近代护理事业的发展，在一定程度上受到了西方护理文化的影响。我国古代的护理寓于医学之中，并没有单独形成体系，因此，在许多医学书籍中，可以清晰地找到与护理有关的介绍和论述。"三分治，七分养"是我国古代对医学与护理学关系所做出的高度概括。直至鸦片战争后，各国传教士来到中国，在兴建教堂之余，开始修建起医院和学校。1835年，美国传教士在广州建立了中国第一所西医医院，以短期训练的形式，培养了一批护士。1888年，美国人在福州成立了我国第一所护士学校，之后全国各地陆续开办起护士学校，培养了一批又一批属于我们自己的护士，并逐渐形成了专业化的护理队伍。

长期以来，护理学在我国一直作为二级学科，隶属于临床医学一级学科。由于受到传统生物医学模式的影响，以及国内对护理工作缺乏重视与关注的背景下，加之当时以计划经济为主的大环境，国内公立医院采用的"身份管理"模式，护理学科一直在这样的大环境下缓慢发展。然而，随着社会经济和医学领域的高速发展，护理学科的内涵也在不断扩展和延伸，护理学作为临床医学二级学科的现状，逐渐开始制约我国护理学科的发展。纵观英、美、德、澳等发达国家的成熟经验，护理学成为医学门类下的一级学科已成为必然的趋势。2011年2月，经过多年的努力，国务院学位办颁布的新修订学科目录，护理学终于被列入了一级学科。

如今的护理学科，犹如高速行驶在轨道上的列车，正以崭新的面貌和全新的姿态,迎接新的挑战和变革。截至 2018 年底,我国注册护士总数达到 409.9 万人,占卫生专业技术人员近 50%,其中大专以上学历的护士占总数的近 70%。不难看出,我国护士队伍不断壮大,专业素质和服务能力逐步提高;护理学作为一级学科,逐渐崭露头角,并以更加专业和严格的标准为临床输送人才,逐步提升临床护理整体水平。然而,尽管我国护理学科发展前景乐观,但目前在临床一线,仍然存在一些制约护理学科向纵深发展的机制问题,如部分医院对护理工作重视度不够,管理方式落后等,从而导致护理队伍发展缓慢,护士工作热情不能很好地被激发等尴尬局面。作为护理管理者,看在眼里,急在心头,整日忙于奔波,想尽办法,完善制度,提高待遇,但效果并不理想。

护理工作看似平凡简单,但当真正面对患者和对抗疾病时,都需要护士具备良好的职业素养和技术水平。因此,要想成为一名合格的护士,需要经过刻苦的理论学习,扎实的临床实践后才能适应护理岗位,才能胜任护理工作。然而,随着当今社会就业渠道越来越多,职场人员面临的选择会更加广泛。由于护理工作风险高、收入少、三班倒的特殊性,许多年轻护士在医院工作一段时间后,因为种种原因而选择离职,造成了医院护士短缺。此类现象接踵而至,看似是由我国经济发展和职业特性引起的动态趋势,实则与医院管理水平和管理模式有着密不可分的关系,更是对护理管理者管理能力和临床决策的极大挑战。那么,到底什么样的管理方式才是好的管理?到底什么样的管理方式才是行之有效的呢?

也许,作为临床护理管理者的你,经常奔波于临床一线,试图寻找存在的问题和解决途径;总是与护士沟通交流,希望以此挽留住人才;更是时常与护理领导团队开会讨论,如何提高整体护理质量和水平,提高护士满意度等。但是,你是否发现,不论你如何调整策略,如何进行整改,成效总是不能持续很久,好不容易获得的成绩最终又回到起点。你是否反复思考,到底是什么阻碍了我们的管理思路,制约了医院护理的发展?过去大时代背景下的管理模式一成不变,就真的适用于当今社会的发展需求吗?

从国家层面来看,根据我国现有护士总数,可以称之为一支庞大的卫生专业人才队伍;从医院层面来看,护士数量约占医院医务人员总数的50%~60%,是与患者接触最直接、最密切,奋战在最"前线"的群体。尤其是近年来，医院护士队伍总量迅速增加，护理工作内涵逐渐扩大，已涉及患者就医的各个环节，在保障医疗质量、改善就医环境、促进医护患和谐等方面发挥着至关重要的作用。从最初南丁格尔时期的小团体到如今如此庞大且专业化的队伍，决策者和管理者所面临的问题和挑战随着时代的变迁，发生了翻天覆地的变化。要想领导好这支队伍，必须要以与时俱进的管理思维和科学有效的管理模式为指导，仅仅停留在前辈的经验和延续旧的管理方法绝不可能胜任这份职责。因此，如何建设好、发展好、管理好医院护理队伍，已经不可避免地成为摆在每一位医院管理者和护理管理者面前的最重要的课题。

计划经济时代，全国大多数行业均以"身份管理"为主要的管理模式。随着我国经济体制的改革，市场经济已成为主导体制，体制改革必然会带动经济和社会的发展。因此在医院，"身份管理"模式逐渐显现出它的弊端。2011年，中国科学技术协会对全国护士从业状况进行了全面深入的调查，结果显示，80.1%的护士认为临床护士数量不足严重影响护理质量；54.2%的护士认为收入不能与之付出的劳动相匹配；41.8%的护士认为薪酬没有向一线护士倾斜；49.1%的护士认为薪酬没有体现岗位职责和绩效的差别。除此之外，岗位设置不合理，护士职业发展不明确等问题也被列入其中；这些数据无疑折射出了医院护士队伍建设和管理中潜在的问题。例如：长久以来按身份管理，造成护士同工不同酬；根据科室效益和医生收入进行绩效奖金分配，导致护士多劳不多得；绩效考核倚重考试与论文，职称晋升与临床经验和工作能力脱节，结果是护士缺乏职业发展规划和激励。

归根结底，一些曾经行之有效的管理机制和管理模式已经无法适应现代护理学科的发展，开始逐步制约和阻碍临床护理工作的发展和进步。这些问题和矛盾在医院管理中沉积已久，并随着医改的深化和优质护理的不断推进矛盾显得日益突出，已经到了不得不解决的地步。

加强医院护士队伍的科学化、专业化管理，不仅是提高医疗和护理质量、促进医院健康稳步发展的关键举措，更是落实公立医院改革的具体体现，真正落实于护士，服务于医院，受益于百姓。因此，2012年，卫生部印发了《关于实施医院护士岗位管理的指导意见》。

二、发展呼唤变革

2007年,卫生部、国家中医药管理局联合印发了《2007年"以病人为中心,以提高医疗服务质量为主题"的医院管理年活动方案》。该项活动坚持"以病人为中心"的服务理念,对端正医院办院方向,不断提高医院管理,规范医疗行为,提高服务质量,发挥了举足轻重的作用。其中方案中特别提出,加强综合绩效考核,建立按岗取酬、按工作量取酬、按服务质量和工作绩效取酬的分配机制,一方面适应我国按劳分配为主体的分配制度,另一方面也能有效促进医护人员的工作积极性,旨在提高医疗服务质量。

随着社会经济的快速发展和人民生活水平的不断提高,工业化、城镇化、人口老龄化、疾病谱改变和生态环境的变化,使我国的医疗卫生行业面临着一系列新的严峻挑战。在这种错综复杂、瞬息万变的境况下如何让人民群众享受到更加优质的医疗服务,已成为社会关注的焦点和热点。因此,为了从根源上解决这一问题,国务院于2009年3月制定了《中共中央 国务院关于深化医药卫生体制改革的意见》(以下简称《意见》)。《意见》中特别强调,公立医院要遵循公益性质和社会效益原则,建立规范的运行机制,并首次提出改革人事制度,完善分配激励机制,推行聘用制度和岗位管理制度,严格工资总额管理,实行以服务质量及岗位工作量为主的综合绩效考核和岗位绩效工资制度,有效调动医务人员的积极性。同年,《关于加强卫生人才队伍建设的意见》对完善卫生人才评价体系和使用机制中,再一次明确提出:转换用人机制,健全用人制度,推行聘用制度和岗位管理制度,实现卫生人才管理由固定用人向合同用人转变,由身份管理向岗位管理转变。

2012年卫生部副部长马晓伟在"护士岗位管理试点工作研讨会"上明确提出,加强医院护士队伍科学管理,不仅是提高医疗质量、促进医院健康发展的关键举措,也是落实公立医院改革的具体体现。"十二五"期间,公立医院改革将由"局部试点"转向"全面推进",医疗卫生体系建设由"重硬件"转向"重服务"。要切实以护士岗位管理为切入点,推动护理管理的机制创新,全面提升临床护理工作水平。

　　这一重大改革,正式将护士岗位管理推到了"舞台中央",开始逐渐走进管理者们的视线中,引起了普遍的讨论与关注。从"身份"到"岗位",从"身份管理"到"岗位管理",小小的文字改变却蕴含了巨大的变革与突破。作为管理者,管理理念与思维模式必须与时俱进,不跟进,就会落后;不学习,就会被淘汰。护理管理者应跟随国家方针政策的改革,转变传统的惯性思维,摒弃旧模式的缺陷与弊端,充分发挥"岗位管理"模式的优势改进现存的问题。有了好方法,才能出好成绩。因此,只有深入地探究岗位管理,很好地应用岗位管理,才能提升护理管理的水平。也只有做好第一步,才能进行第二步——绩效管理。那么新的问题又出现了,我们是否真正理解什么是岗位管理和绩效管理,它们的意义在哪里? 优势有哪些? 如何在管理策略中有效地应用呢?

(一) 有利于激发护士的积极性和认同感

　　实施岗位管理,一改传统身份管理模式下,聘用护士不合理的岗位设定和待遇,从根本上缩小直至消除聘用护士与编制内护士间的差距,并实行"按劳取酬、效率优先、多劳多得、优绩优酬"的绩效分配原则,考核标准也从以往的护士身份、职称及工作年限等方面改革为依据护理工作质量、科室风险系数等,使得护士绩效考核和管理更加科学化和合理化,让不同层次、不同岗位的护士感受真正意义上的公平,辛苦的付出得到相应的回报,进而激发护士工作热情和积极性,提高护士对工作的满意度,降低离职意愿,对稳定护士队伍具有重要意义。

(二) 有利于实现护士自我价值

　　实施岗位管理,使得护士晋升机制发生转变,解决了原有身份管理模式下聘用制护士无法或者很难晋升的问题。医院转变以往仅凭护士职称和工作年限晋升的简单化管理,打破论资排辈的定式思维,依据护士的能力进阶,以核心能力和工作业绩为重点指标进行评价,侧重护士的实际工作能力和效率,使得不同学历、职称、年资和工作能力的护士都能更好地准确定位,在合适的平台施展自己的才华。无论是聘用护士还是编制内护士,均享有同样的晋升机会和评优资格,从而激发护士工作潜能,实现自我价值。如此一来,既能留住高年资护士,充分发挥其临床优势;又能让年轻护士更好地规划自己的职业前景;更能让高学历、高水平的护理人才在相应的位置上较好地应用所学的知识。能级晋级的分层岗位管理是职业发展的助推器,使得护士能够为患者提供更好的医疗照护。此外,基于能级进阶的岗位管理模式,对岗位类别和能力等级的设定和对接,为护士提供专业和管理双通道晋升模式,把个人上升到资源的角度,有利于实现医院和护士个人职业生涯发展双赢的战略目标。

(三) 有利于做到人尽其才,才尽其用

实施岗位管理,各层级护士根据对应的岗位职责开展工作,做到分工明确,护士工作时计划性和目的性更强,并能抓住重点工作,有针对性地计划实施。由于是按照能级对应原则进行分级,不同级别的护士工作难度、风险系数不同,从而避免了实际工作中有些护士能力不足,没有办法胜任而导致护理工作不到位的问题,有效规避了护理风险,从而控制了护理不良事件的发生;实施岗位分层级管理使护理人力资源从结构上能够满足临床护理实际工作的需要,能因地制宜、科学合理地利用人才资源,根据各层次人才队伍的特点,扬长避短,最大限度地发挥其能力和特长,从而全面提高护理综合质量。

(四) 有利于落实优质护理

实施护士岗位管理,是我国护理管理机制的重要改革举措,更是全面实施优质护理服务工作不断发展的内在推动力。作为我国护理管理发展的新风向标,岗位管理从根本上打破了传统护理观念中以功能制护理为核心的流水线式的护理模式,彻底改变护士"打针、发药"的机械化工作状态,将责任制护理与岗位管理有效融合,形成有梯度的岗位职责,将护士按照能级对应原则分配在相应的岗位上,护士根据自身能力,结合岗位职责,以岗位管理为动力,真正将"责任"融入于护理工作的各个环节,充分发挥各个层级护士的能力和潜能。

此外,我国护理管理者多以经验式管理模式为主,使得医院普遍存在岗位薪酬机制不合理、绩效考核单一、护理岗位缺乏科学的考核标准和一

岗定终身等多重问题,这不仅影响了临床护士的积极性和主动性,更导致护理服务质量难以提高,优质护理服务无从谈起。通过实施岗位管理,带动医院逐步开展科学化管理,建立科学有效的绩效考核机制及激励性的分配机制,实现竞聘上岗、适人适岗、优劳优酬,达到人力资源配置最优化。与此同时,实施分级管理,结合护士职业发展的阶梯,充分调动护士工作热情和积极性,能级对应,使得最优秀的护士能更好地服务于临床、服务于患者,实现真正意义上的"优质护理",从而有效提高护理质量和管理水平。

三、新理念引领新航标

2010年卫生部在《关于加强医院临床护理工作的通知》中指出,护理工作是医疗卫生事业的重要组成部分,护理工作质量直接关系到医疗质量和医疗安全,关系到人民群众的健康利益和生命安全,关系到社会对医疗卫生服务的满意程度。其中特别强调加强临床护理管理工作,促进临床护理质量持续改进。

要深入推进优质护理服务,从根本上改进医院护理现存的问题,真正将临床护理管理工作做到实处,实现不仅让患者满意,也要让护士满意的目标,首要的任务就是要进行管理方式的改革,即身份管理向岗位管理的转变。那么,何为岗位管理? 岗位管理是指以岗位为对象,科学地进行岗位设置、岗位分析、岗位监管和岗位评估等一系列活动的管理过程。将岗位管理理论应用于医院管理时,则被定义为:根据医院实际工作需求合理设定岗位,根据任职资格聘用上岗医务人员,根据岗位职责和工作业绩进行绩效考核,根据岗位和考核结果发放薪酬等环节的系统化、科学化管理。如果将医院比作个体,那么岗位就像是医院的细胞,形形色色,大大小小,分布在医院的各个角落,承担着各自的任务,发挥着各自的作用。因此,岗位管理被认为是医院最基础、最核心的管理,更是人力资源管理的基石,是建立科学绩效和薪酬管理体系的必要条件。

实施岗位管理,最终目的是使整个团队获得最佳的绩效;反之,绩效管理又是岗位管理的有力支撑。那么何为绩效? 什么又是绩效管理呢? 简单来讲,绩效就是事物在不断进行过程中所产生的结果,可以通过客观的考核和主观的评估等评价方法表现出来。对于医院护理管理而言,绩效可以是护士护理患者的数量和质量,可以是管理者本人的工作表现,也可以是每个护理单元或工作流程所产生的业绩。绩效管理则是制订、评价及改进员工在所在岗位上的工作行为及工作成果的管理过程,是在绩效评价基础上人力资源管理实践得出的最新进展,是人力资源管理的核心。在绩效管理中,需厘清两个问题。

第一,绩效管理绝不仅仅只是简单的任务管理,它既强调结果导向,也重视达到结果的过程,核心是绩效导向而不是绩效至上。绩效至上是指认为绩效高于一切,管理者只关心最终的绩效,而不注重绩效产生的过程和过程中所产生的问题;绩效导向则指用绩效来指导和促进企业和员工的行为,让人们从自身关注和重视绩效,与管理者有效地沟通,并以此来督促自己的行为能力。

第二,要明确绩效评价和绩效管理的区别与联系。绩效评价与绩效管理虽然只是两字之差,但在其人力资源管理理念上却蕴涵着更深刻的变革。绩效评价是旧时人力资源管理所提出的概念,其侧重于管理人员对员工的工作评价过程;随着对绩效管理研究和实践的不断深入与延伸,绩效管理逐渐被学者们提出并广泛接纳,使得绩效评价成为绩效管理的一个重要环节;而绩效管理则是依赖于管理人员与员工之间达成的协议来实现组织或工作目标的一个动态的沟通过程,它更强调通过员工的积极参与和上下级之间的双向沟通来提高员工绩效和组织效率。

护士群体是医院最庞大的一支队伍。通过完善公立医院人事管理制度,实施护士岗位管理和绩效管理,理顺分配机制等措施,有利于充分调动护士队伍积极性,促进护士队伍的稳定和发展,提升护士的职业价值感和自豪感。从护士岗位管理入手的医院人事制度改革,将起到事半功倍的效果。因此,加强医院护士队伍科学管理是加强医院管理的切入点,由点到面,进而推动整个医院人员队伍的管理,从而提升医院管理水平,改善医院服务面貌。

医院的每一个护理岗位是由不同职责的护士所承担,那么如何将护士的实践经验、技术水平、学历层次、专业技术职称与岗位的任职条件相匹配,实现护士从身份管理向岗位管理的转变?如何最大程度发挥岗位优势,充分调动在岗工作人员的积极性和主动性,尽全力为患者提供优质的服务,是当前每家医院所面临的重要挑战。借全国公立医院改革"东风"全面改革护理管理方式,既可以解决当前管理中亟待破解的突出问题,又可以为建立以实行聘用管理和岗位管理为核心的人事管理制度改革奠定基础。

为探索实施以岗位管理为切入点,从岗位设置、护士配备、绩效考核、职称晋升、岗位培训等方面制定和完善制度框架,2011 年卫生部在全国 110 所优质护理重点联系医院中遴选了 23 所医院开展护士岗位管理试点工作,通过试点,发现问题,总结经验,为下一步在全国范围内推行实施奠定基础。可以说,试点过程中无经验可循、困难重重,大家都摸着石头过河,披荆斩棘,砥砺前行。体制不健全,制度不完善,现有的政策无法与医院实际情况相匹配,很难做到落地生根;医院护士基数大,加之我国"重医轻护"的现状,要想彻底进行护士岗位管理与绩效管理改革,不仅需要清晰的思路,更要进行资源整合,不断地探索和研究。在首批试点医院中,北京某医院在岗位管理过程中,制订了护理岗位说明书,对全院病房赋予医疗难度和风险分值,细化护士配置标准和护士绩效考核参考因素及权重,体现多劳多得、优绩优酬;湖北省某医院在实行定岗定编、分级分类管理的基础上,制订科学、客观、公正的绩效考评体系,从护士的工作量、岗位分级、工作效果等方面进行考核,与薪酬分配相结合,完善长效激励机制;湖南省某医院经过充分的基线调查,掌握全院护士对岗位管理的意向,分析不同岗位的技术难度和劳动强度,制订并实施护士岗位设置管理、绩效管理和培训管理试点工作方案。护士岗位管理在试点过程中显现雏形并初见成效;实践表明,各地和各医院蕴藏着巨大的改革智慧与潜力。

2012 年 4 月 28 日,卫生部发布的《关于实施医院护士岗位管理的指导意见》中提出的重点工作任务:科学设置护理岗位,合理配置护士数量,完善绩效考核制度,加强护士岗位培训,保障合同制护士权益。即:在改革临床护理模式、落实责任制整体护理的基础上,以实施护士岗位管理为切入点,从护理岗位设置、护士配置、绩效考核、职称晋升、岗位培训等方面制定和完善制度框架,调动护士积极性,激励护士服务临床一线,努力为人民群众提供更加安全、优质、满意的护理服务。《关于实施医院护士岗位管理的指导意见》中明确指出,在医院护士队伍中实施岗位管理,是提升护理科学管理水平、调动护士积极性的关键举措,是稳定和发展临床护士队伍的有效途径,更是深入贯彻落实《护士条例》的具体措施,也是公立医院改革完善人事和收入分配制度的任务要求。这也是我国首次以正式文件明确提出:"公立医院护士队伍应实施岗位管理,科学化地指导并提升医院的护理学科发展。"

与此同时,《中国护理事业发展规划纲要(2011—2015 年)》重点任务中也明确提出:争取到"十二五"时期末,在公立医院建立责权统一、职责明确、精简高效、领导有力的护理管理体制,实现符合临床护理工作特点的护士人力资源的科学化管理,建立规范的护理专业人员聘用制度、岗位管理制度、绩效考核制度、薪酬分配制度、岗位培训制度、职称晋升制度等。以实行岗位管理为切入点,完成护理岗位设置并明确岗位职责、上岗条件,完善与护理服务的数量、质量、技术难度、患者满意度相挂钩的绩效考核制度,使护士的收入分配、职称晋升、奖励评优更加注重临床护理实践,建立稳定临床护士队伍、充分调动临床护士积极性的激励机制。

在持续深化医药卫生体制改革和全面贯彻落实《中国护理事业发展规划纲要(2011—2015 年)》进程中,护士队伍建设和护理事业发展在"十二五"时期取得显著成效。通过实施护理专业的国家临床重点专科建设项目,加强护理学科建设,护理专业水平不断提高。通过实施以患者为中心的优质护理服务,改革护理服务模式,护理服务面貌持续改善。在经济社会进步、卫生事业发展和人民群众健康需求提升的背景下,我国护理事业发展又面临一些新的挑战。一是护士队伍数量相对不足、分布不均,专业素质和服务能力有待提高。二是调动广大护士积极性的体制机制尚未健全完善。三是护理服务内涵需要不断丰富,护理服务领域需要进一步拓展。

《全国护理事业发展规划纲要(2016—2020 年)》中对"十三五"时期的护理事业发展提出了新的要求。其中,对岗位管理与绩效管理提出了深层次的发展目标:建立护士分层级管理制度,明确护士职业发展路径;建立符合护理工作特点的护士分层级管理制度;以护士临床护理服务能力和专业技术水平为主要指标,结合工作年限、职称和学历等,对护士进行合理分层;将护士分层管理与护士的薪酬分配、晋升晋级等有机结合,明确护士职业发展路径,拓宽护士职业发展空间。强调了重点任务是逐步实施医院护士岗位管理。完善并推进医院护士岗位管理制度,实现护士同岗同薪同待遇,激发广大护士活力。要建立人事、财务、医务、护理、后勤等多部门联动机制,科学设置护理岗位,建立护士岗位责任制,明确岗位职责和工作标准,合理配置护士人力。在提高护士薪酬待遇的基础上,建立科学的护士绩效考核和薪酬分配制度,体现多劳多得、优劳优酬。

局部试点先行、然后总结提炼、最后全面推开,是保障护理管理改革平稳有序推进的程序和原则。护士岗位管理在我国,也正是在这样的大环境下逐步生根、发芽,从早期的建立体系框架,到后期的深化内涵建设,以点带面,由浅及深,在全国逐步推开。

四、机遇与挑战

2011年《卫生部医政司关于确定护士岗位管理试点医院及有关工作的通知》发布,护士岗位管理改革工作在全国小范围内先行展开。通过不断听取试点医院开展岗位管理工作的反馈,进行总结讨论,结合我国医改大背景下护理发展的必然趋势,2012年卫生部印发《关于实施医院护士岗位管理的指导意见》,旨在全国展开实施,通过试点,总结经验,不断推进岗位管理改革。2013年,经过1年多的努力,岗位管理工作取得了初步成效,全国共有20个省份159所医院开展试点工作(含卫生部直接联系的23所医院),其中,部属部管医院15所,省级医院73所,地市级医院60所,县级医院11所。这些医院经过开展前期调研,了解护士工作实际情况,学习借鉴先进管理经验,由医院院长负责,加强人事、财务、护理等有关部门的合作,逐步形成工作思路。天津、河北、辽宁、黑龙江和江苏5个省(市)制定了本省开展护士岗位管理的实施细则,北京、内蒙古和广东3个省(市)征求意见,修订完善相关制度。如:江苏省在实施细则中制定了本省的《医院护理岗位名录(2012版)》和《医院专科护理人力资源配置参考标准》,按照管理岗位、临床岗位和其他岗位3个类别,细化了不同部门的岗位名称,并将临床护理岗位的护士,根据其经验、能力划分为不同的技术层级；将病房分成 A、B、C 三类，明确规定了每个层级护士的划分依据、配置比例和岗位培训内容，在绩效考核、收入分配、职称评定等方面进行完善。北京市印发了关于确定试点医院及有关工作的通知，在全市 24 所大医院试点护士岗位管理改革，要求各试点医院按照《关于实施医院护士岗位管理的指导意见》的要求，加强组织领导，制定工作方案，积极稳妥推进点工作。

目前，我国绝大多数公立医院已经全面开展护士岗位管理和绩效管理，逐步探索其方法和模式。然而，由于起步晚，此项改革尚处于初步尝试和摸索阶段，尚未形成比较统一、成熟的管理措施。仅有小部分医院在此方面的改革相对比较成熟，取得了显著的成效，并形成了体系予以推广应用。一部分医院不愿或不敢触及深层次的体制机制问题，护理管理仍是计划经济体制下形成的管理方式，基本是经验式管理，与当前护理工作发展和公立医院改革的需要不相适应。全国绝大多数医院的护理工作和绩效标准始终是跟着科室和医生的收入走，一直未做到与工作效果挂钩，没有从根本上彻底改变陈旧的管理方式。例如重庆市对 30 家医院进行了护士岗位管理调研，结果并不理想。部分医院开展岗位管理和绩效管理，是在深入学习《关于实施医院护士岗位管理的指导意见》情况下，对医院护士岗位管理进行粗放型改革，而并没有从上至下形成一个科学、严谨、细致、可行的改革方案，且对于开展的效果如何并没有确切的评价标准。

部分医院在护理管理中虽然应用了绩效管理，但实际操作过程中，往往只进行绩效考核或者将绩效考核等同于绩效管理。与此同时，对绩效考核的指标比较笼统，随意性较大，针对性不强，不够细化，指标权重存在不科学、不客观的现象。极少数医院进行了护士岗位绩效管理的探索，但仍然处于理论与方法探讨阶段，尚未形成具有实践指导意义的应用体系。事实上，绩效考核只是绩效管理中的一个环节、一种手段，不能一味要求考核目标的实现，简单地将考核作为决定护理工作者的薪酬、升降的依据，而没有与被管理者交流考核结果、制订出绩效改进的目标和措施，这样很难达到护理工作者的心理预期，难以充分调动她们的工作积极性，不利于护士工作能力和素质的提高以及科室整体护理质量的改进。

借鉴已经成熟并着力推广应用的医院，进一步做好顶层设计、调查研究,出台指导性文件,大力推进医院实施护士岗位管理工作。分配制度的改革和人事制度的改革,要敢于在护理管理方面有所突破,实行垂直护理管理,建立工效挂钩岗位管理和分配机制改革后,从根本上调动护士工作积极性。医院要让患者满意,需要通过护士让患者满意,必须让护士的积极性得到充分调动。所以在同步推进护理工作方式改革的同时,更要推进护理管理方式的改革,将改革和改善同步推进。改什么?就是要把原来护士按身份管理转变为岗位管理,使得护士同岗、同薪、同待遇,通过科学的绩效管理,使护士的收入分配与其工作量、工作技术含量、患者的满意度、患者转归相关联,真正从提高薪酬分配合理性,促进护士职业发展等各方面调动好护士队伍的积极性,稳定好一线护士队伍。

五、变革的力量

2010 年 3 月,甘肃省人民医院护理部在甘肃乃至全国率先开展护士绩效考核制度改革,建立了护理部垂直管理体系,并逐步建立了兼顾护理工作数量及质量较为完善、细致的绩效管理体系。2012 年开始护士岗位管理试点,至 2013 年全面推行护士岗位管理和分级管理,并将其与之前建立的护士绩效管理体系相结合,就此,建立起了一套将护士分级、分层培训、科室定岗、按级上岗、按劳取酬相结合的有机管理体系,简称为“五位一体”的管理体系,并逐步形成长效机制,使之成为护理管理的中轴系统,对医院的护理良性健康发展起到了积极地推动促进的作用,并取得了长足的进步。

(一)科学管理的意识和水平逐步提升

通过实施岗位管理改革,医院护理管理团队进一步加强了对科学管理的认识,积极学习借鉴先进的管理知识和经验,密切各部门之间的协同配合,将现代管理的理念方法应用到医院管理中,在护理管理层面大胆实践,从岗位设置、绩效考核等关键环节进行改革,促进护理科学化管理水平的提升,为进一步提升医院的护理发展和创新改革探索经验。

（二）护士配置与岗位要求更加匹配

在岗位管理过程中，医院充分调研护士人力需求和护理岗位职责，根据护士的自身能力、职业规划、技术水平等科学配置护士人力，避免盲目增加护士数量可能带来的人员浪费和科室人力配置不足导致的供不应求。同时，按岗位调配人力，以保证不同岗位的护士数量和能力素质满足工作需要，体现了适人适岗、人岗匹配。

（三）护理工作效率进一步提高

通过实施护理部垂直管理体系，加强了护理人力资源的实时监督和动态管理，在科室范围，甚至全院范围动态调配护理人力，有效缓解了局部人力紧张与整体忙闲不均并存的问题，大大提高了护理工作效率。鼓励有能力、有精力的护士一人多岗、一岗多能，在未增加护士人数的情况下，增加了护理岗位，降低了医院成本，提高了工作效率。

（四）护士培训效果明显提高

护士培训及继续教育工作围绕着岗位管理的工作思路，采用分级培训方式，转变原有只注重培训护理操作技术的观念，创新培训的方式方法，使护士由被动安排培训变为主动要求培训；完善培训的课程设置，遵循始于护士需求的目的，按需培训、因材施教，更加重视护士临床实践能力的提升，更加贴近岗位职责和岗位要求，更加具有方向性和针对性，护士培训的效果进一步得到保证，护士参加培训的积极性进一步得到提高。

（五）临床护士满意度大幅度提升

自实施岗位管理和绩效管理以来，有效地保障了护士的合法权益，大大提升了护士的福利待遇，全院护士同工同酬同待遇，公平而充分地体现护士的工作价值，让护士觉得被认可。逐步建立起正向的激励机制，鼓励更多有能力的护士，大胆"走出去""引进来"，不仅是对自身专业素质的提升与历练，更是将先进的专科技术和发展理念融入医院的护理文化，得到"双赢"的效果。与此同时，对稳定临床一线护士队伍，搭建良好的职业发展平台起到了重要的推动作用,大幅度提升了护士满意度。

(六) 护理质量全面提高

实施岗位管理,通过合理的人力资源配置,能够使不同层级、职称和学历的护士充分发挥其才能和优势,共同推进护理质量。对于高层级护士,能充分发挥在危重病护理、查房会诊、质量管理、临床带教等方面的经验和优势。此外,高层级护士能对低层级护士进行相应的指导和培训,确保其技术、安全达到标准,可以预防潜在的护理质量问题发生。如此一来,科室不同层级的护士形成梯队、组成各类质控小组,通过优化组合、优势互补,有计划、有分工,充分满足不同患者需要,满足等级护理、基础护理和专科护理需要,从而提高护理质量,保证患者得到稳定的、连续的、优质的护理服务。

在国家方针政策改革大方向的引领下,甘肃省人民医院在护士岗位管理和绩效管理改革方面进行了深入探索和实践,取得了较为显著的效果,特此将相关优秀的改革措施和实际实施落实成果予以分享,为我国护理管理的科学化发展及护理学科的进步添砖加瓦。

(苏茜)

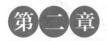

第二章

护士分级

一、分级之前——干多干少都一样

管理案例

为什么要多干?

近日,普外科资深护士王小华老师找到护士长,希望不再担任科室带教老师一职。在与王老师谈话中,护士长了解到事情的根源:王老师工作15年了,在科室承担了许多重要的工作,为科室尽心尽力,由于个人学历原因职称仍是主管护师。护士李文被医院聘为主管护师不满1年,在科室仅是一名普通的责任护士,论工作经验和技能水平远不如王老师,然而无论工资待遇和晋升机会,都和王老师没有任何区别,而且更有发展潜力,如此一来,王老师不乐意了,不想再这么劳累,管好自己的患者即可,不愿再承担其他工作。

这样的情况在临床工作中常见吗?如果您是护士长,面对如此局面,您将如何解决?

本案例反映出目前职称晋升体系与医院护理管理之间的不协调之处,职称并不能完全反映护士的核心临床护理能力,也就无法有效地用于护士的岗位管理。根据我国对于护士职称晋升年限的划分要求,一般来说,中专学历的护士晋升护师需要 5 年,晋升主管护师需要 12 年,这就导致目前临床工作中,很多资深护士,可能工作了 20 年、25 年甚至 30 年,职称还只是主管护师。

这也正是上述案例中所反映的现象:学历、职称主导,临床经验、能力导向弱化现象明显。同样是主管护师,能力却参差不齐,有的护士可能工作经验非常丰富,甚至称得上"护理专家",有的护士可能是刚刚胜任专科护理工作。然而,从护士的成长轨迹来看,工作时间 1 年与 3 年的护士,或者工作时间 5 年与 10 年的护士,其工作能力会有很大的差别,但职称可能一样;此外,一个仅仅工作了 3 年的研究生,由于职称晋升制度,可以较快地获得中级职称,但实际工作能力也许只是科室的"菜鸟";而作为科室已工作 7 年的骨干,无论是工作能力还是业务水平都远远高于这位新来的研究生,只因为医院以职称的高低作为考核评价的标准,而没有得到相应的待遇和机会,久而久之便会出现倦怠和随波逐流的心态,甚至出现案例中退居临床一线的想法,对于科室而言,是人力资源的浪费;对于护士长而言,更是失去了一名"良将"。

近年来,随着时代的进步与医疗行业的快速发展,护理学科也迎来了全面发展时期,尤其是人才培养方面,无论是护理人才数量和质量方面都有了大幅度的提升。根据统计数据显示,护理本科生已经成为护理学科队伍的中流砥柱,护理硕士生更不再稀有,甚至护理学拥有了属于自己学科的博士生。俗话说,万事俱备只欠东风,在学科进步与各项软实力稳步提升的时期,如果没有一个与之匹配的制度和管理方式并行,那么改革也仅仅只是空有虚壳,很难真正对学科发展起到推波助澜的作用。

众所周知,传统的护理管理模式是以职称决定护士的级别。我国有严格的护士执业准入制度和较为完善的职称评审体系。纵观全国各大医疗机构人力资源结构,临床护理岗位中,大部分护士职称为护士或护师,其次为主管护师,高级职称所占比例非常小。正是由于高级职称晋升时,不仅需要通过考试,且必须在某一护理领域具有较高的造诣或具备一定的管理能力,因此符合条件的护士数量非常有限。根据卫生部、人事部印发的《预防医学、全科医学、药学、护理、其他卫生技术等专业技术资格考试暂行规定》:护士向护师晋升考试,取得中专学历,担任护士职务满 5 年;取得大专学历,从事护士工作满 3 年;取得本科 / 硕士学历,从事护士工作满 1 年方可有资格参加考试。护师向主管护师晋升考试,取得中专学历,受聘担任护师职务满 7 年;取得大专学历,从事护师工作满 6 年;取得本科学历,从事护师工作满 4 年;取得硕士学位,担任护师工作满 2 年方可有资格参加考试。如此看来，一名中专起点的护士，要想获得主管护师职称，至少要奋斗 12 年，且保证每次考试均能通过，且医院给予聘任后，才能成为一个仅仅拥有中级职称的护士。然而，如果中间任何一个环节出现失误，都只能继续努力和等待……

其实，这名中专护士的职称晋升之路就是我国护理行业千千万万护士的缩影，更是我国护理学科发展起点低、起步晚引起的结果。"职称晋升"作为医院护士人力资源管理的重要方式，在临床护理学科的发展中起到了积极的、不可否定的作用。然而，仅仅以"职称"决定护士级别乃至岗位的管理模式，逐渐暴露出相关问题：①临床中，年资较高的科室骨干，大多数都是中专、大专学历，受到学历的限制，许多人的职称都仅停留在中级职称。然而，论经验、论能力，她们都是科室的精英，是科室的骨干力量，仅仅因为医院以职称论资排辈，使得她们不论从职业归属感或个人价值的实现上都得不到满足。②工作 1 年的科室高学历"菜鸟"和工作 5 年的科室骨干，拥有同样的职称，但在科室担任的工作角色却存在着较大的差别："菜鸟"仅仅只能承担基础护理工作，甚至有些护士还不能单独倒班；而工作 5 年的护士，早已独挑大梁，成为业务骨干。尽管工作能力和个人贡献有明显的区别，却因为职称晋升的约束，绝大多数医院不得不将两人的待遇甚至专业发展放置于同一水平线上考量。

综上可以看出，传统的以职称晋升为标准的护士岗位管理，已经暴露出其明显的弊端，严重制约了整个护理队伍的良性竞争和护士核心能力的发展，使得临床中那些真正有技术、有能力、有抱负的护士由于职称的制约得不到施展才华的机会，逐渐失去工作热情和积极性，随波逐流，甚至形成惰性。需要明确一点，这里并不是提出职称评聘体系不好，而是指职称系列并不能完全适合于护士的岗位管理，因为岗位管理更加注重护士对于临床岗位的胜任力，也就是临床护理工作能力。

这些问题的存在，正是一些医院对护士实行简单的平台式管理导致的。在医院常常遇到这种现象：不同能力、学历及职称的护士干同样工作的情况普遍存在；许多高年资的护士从技术含量高的临床一线工作转向非一线工作，如总务等基础性的工作，没有发挥其应有的临床护理示范指导作用；低年资护士看不到工作的前景和希望，等等。这种不能区分护士能力的平台式管理方式,导致了护理人力资源配置结构不合理,从而造成了人力资源的严重浪费,影响了护理队伍的稳定性和整体素质。

为了从根本上解决这一矛盾,我们不断摸索前进。2012年卫生部提出《关于实施医院护士岗位管理的指导意见》,很大程度上推动了我国护理事业进入了崭新的时代,实行护士分级管理即是深入贯彻落实该文件的重要举措。

相比之下,国外较早就已经实行了分层级管理与考核,并形成了相对完善的分级管理体系。例如,法国、澳大利亚等国家对护士均有严格的分层及准入制度,在教育及培训、执业资质、工作范围与内容上有相应的要求和制度。通过严格规定各层级对应的岗位职责,将护士能力培养和分层管理有机结合,从而达到激励和培养的目的,将真正资历深、有能力的护理人才留在临床一线,减少护士流失,稳定护理队伍发展。借鉴成功经验,结合我国国情,护士分级管理正式登上舞台,开始在我国逐步推行开来。

二、分级之后——干多干少不一样

管理案例

实至名归的荣誉

近日,医院护理部组织评选"优秀护士",张护士长再也不用发愁推荐人选,因为自从医院实行护士分级管理以来,各层级护士有了对应的岗位职责和考核办法,一改以往科室评优评先时按资排辈、论人情等情况,且科室工作氛围有了明显的转变。资历高、工作能力强的护士与年资低的护士在级别上有了差距,随之待遇上有所差别,高年资护士重拾归属感和责任感,干劲十足,低年资护士明确了奋斗目标,工作更加认真。护士长根据各层级护士年度工作完成情况,结合考核办法,即可清晰地看到科室护士的年度考核排名情况。如此一来,实现推荐标准科学合理,推荐结果公平公正,人人信服。

本案例呈现了医院实行护士分层级管理后,科室整体工作状态有了很大的改善,形成了良好的工作氛围,不同层次和能力的护士被划分到与之相匹配的层级,改变了传统的以职称论资排辈的管理方式。各层级护士有了明确的奋斗目标和动力,不努力就会落后,落后就会失去应有的待遇和机会,所有人都清楚地明白"幸福是奋斗出来的"。

实行护士分级管理即是深入贯彻落实《关于实施医院护士岗位管理的指导意见》的重要举措,更为护士找到了前进的方向,使得护士因为动力而努力,因为价值和希望而工作。

(一)实施护士分级管理是护理管理由粗放式向科学化、精细化转变的重要举措

目前,我国护士职称分为:护士、护师、主管护师、副主任护师、主任护师5个层次。虽然,这种分级方式在一定程度上反映了护士的能力和水平,但存在一定的弊端。首先,容易受到护士身份的限制。目前,结合我国国情,不管哪个层级的医院,正式在编护士的比例正逐渐下降,人事代理和合同制护士的比例逐渐增加,尤其是在一些综合性的三级甲等医院,非正式在编护士的比例甚至达到90%以上。然而,受长期以来社会管理体制的影响,即使在同工同酬同待遇方面已经做得非常出色的医院,对非正式在编人员的职称晋升和聘任工作的探索也才刚刚开始,尤其对于中高级的职称聘任并非一帆风顺,这在一定程度上制约了那些护士的职业规划与发展,挫伤了她们的职业归属感。实施分级管理,医院可以根据护士的能力科学合理地制订分级制度和标准,形成系统化的分级管理体系,既参考我国职称评聘标准,又形成新的分级管理体系,"双轨制"共同促进护士队伍的整体发展。

此外,不同级别医院相同职称的护士能力可能相差非常悬殊,即使是相同级别的医院,相同职称护士的能力也有所差别。实行护士分层级管理,各医院可以结合护士成长轨迹和实际情况进行分级,制订符合医院发展的分级管理标准,明确各层级岗位职责、考核办法和晋升要求。这样,即使一名护士从一家三级甲等医院调动到另外一家三级甲等医院,虽然其职称不能改变,但是新医院可以对该护士按照自己的分级管理标准进行重新定

级,充分实现了医院内部人力资源管理的合理化和公平性。

(二)实施护士分级管理是实现护士岗位、层级、绩效、人事、培训一体化长效管理机制的重中之重

护理岗位体现了护理工作的难易程度和风险大小,而护士层级体现了护士的能力水平和经验价值。分级管理就是将护理岗位与护士层级有机结合,将最合适的护士放在最适合的岗位中,充分体现能级对应,做到人力配置的最优化。此外,作为医院和管理者最关注的绩效考核,分级管理则是最坚实的基石。做好分级管理,制订各层级护士详细的标准和职责,能够进一步优化绩效考核分配方案,充分调动护士的工作积极性并体现护士的能力水平和经验价值。护士分级管理方案也可作为医院人事部门确定护士人事代理级别的重要参考依据。例如,甘肃省人民医院护士共分为 N0、N1、N2、N3、N4、N5 六个层级。其中 N0、N1、N2 分别对应人事代理一级、二级及三级。护士分级级管理办法也是制订护士分层级培训的依据。制订分层级培训计划方案主要根据各层级护士的岗位职责制订培训目标。由此可见,护士分层级管理在护理管理体系中具有牵一发而动全身的作用。

(三)实施护士分级管理能够充分调动护士积极性,提高管理的效率和水平

传统的管理模式只需要护士被动接受各项制度的约束即可,护士的主动性被日益削减,因此存在消极执行的普遍现象。实施责、权、利相统一的护士分层级管理制度,明确各层级护士的岗位职责,并对制度的执行情况进行及时有效的监督和跟进,能够使管理关口前移,护士参照自己所在层级的岗位职责要求及个人职业发展目标,化被动为主动,主动进行培训、学习,甚至主动申请上临床工作等,大大提高了护理部和护士长的管理效率。

与此同时,对护士实施分层管理,具有强大的驱动特性。传统的以"职称"为标准的管理,由于严格僵化而漫长的晋升路程,使得很多护士望尘莫及产生消极思想。实施护士分层管理,各层级标准明确,且符合个人成

长轨迹,在从事护理工作的早期就有成长空间,便于护士能找准定位,只要朝着目标努力,就能有晋升的机会,能进一步激发护士工作的积极性和进取心。

此外,护理工作是一个实践性较强的学科,传统的管理模式下,对护士的临床核心能力没有明确的界定,很多高资历的护士在临床中得不到相对应的职业发展和待遇,选择离开临床,转向非临床工作。事实上,这部分人才的流失,是人力资源的极大浪费,给医院造成了很多隐形的人力资源成本。分层管理恰好解决了这个问题。要想成为一名优秀的护士,临床核心能力建设绝对是重中之重,尤其对于高资历的护理专家,她们具备的临床核心能力对于一个科室而言,绝对是宝贵的资源和财富,需要将这笔"财富"充分发挥在临床工作中,因此,分层制订标准时,一定要倾向于临床,如此一来,临床工作能够很好地促进能力的提升,同时,能力的提升才能成功晋级,更好地服务于临床。

(四)实施护士分级管理,有利于实现医院的动态管理

医院管理者可以根据各层级岗位职责和考核要求,定期对护士的工作能力、工作表现、思想道德、劳动纪律等方面进行客观考核,考核结果作为护士晋级以及降级的依据,从而真正做到用制度管人,过程透明,公平公正,实现"能上能下、能进能出,能级对应"的动态化用人机制。本节详细内容可参考本书第五章。

三、分级核心——架好梯子助攀登

(一)分级制度实施的基础环境

首先,要全面实施护士分层级管理离不开国家政策的指引。《中国护理事业发展规划纲要(2005—2010年)》正式提出要将护理岗位工作职责、技术要求与护士的分层次管理有机结合,充分发挥不同层次护士的作用。《中国护理事业发展规划纲要(2011—2015年)》《全国护理事业发展规划(2016—2020年)》中,均将落实护士分层级管理制度作为深化公立医院护

理管理改革、提升护理管理科学化水平的切入点和落脚点。

其次,护士分层级管理的实施和逐步完善是"一把手"工程,需要体系推进,既离不开医院领导的大力支持,也离不开人事、经管、财务、信息、后勤管理等职能部门的协作。在分级管理中,涉及医院多个部门分管工作的协调,只有全院一盘棋,才能搞好分级;如在对护士级别与人事政策对接时,需要人事处的协助;在各层级护士绩效工资方案制订时,需要与经济管理处、财务处的紧密合作等。

再次,同工同酬同待遇及护理部对护士绩效的垂直管理是实施护士分级管理的重中之重。如果一个医院不能彻底实现同工同酬同待遇,正式在编护士和人事代理护士在薪资、待遇、发展空间上存在差别,那么护士分级管理制度对人事代理护士来说则如同水中月、镜中花,没有任何激励作用。假如医院不给护理部放权,护理部对各病区护士绩效不能实行垂直管理,则各护理单元护士绩效将很大程度受到护理单元收入和科室医疗收入的影响,不能真正体现护士的工作量、工作强度、技术含量和风险,护士分级管理就缺乏相应的激励因素,也就很难真正落地。

(二) 如何分级

对于医院护理管理者而言,只有护理学科的发展与国家、医院的整体发展方向相一致、相匹配,才能与国家和医院的总体目标一致,也才能取得长足的发展与进步。因此,在进行任何改革和试行相关管理办法时,需要在国家政策引领下,制定一个明确的目标和标准作为指引,且该目标和标准应适宜、清晰、透明,可量化,可操作。犹如海上的灯塔,航行者永远能够在海平面上看到,通过指引的方向,努力前进,终能到达彼岸。

作为一名护理管理者,实行护士分级管理,既需要站在医院的立场和患者的立场考虑问题,也需要从护士角度出发,考虑如何制订标准和考核方案,能最大限度地挖掘每一位护士的才能,激发工作热情;同时,要让大部分护士接受和认可,并有一个较为清晰的工作预期,认为通过自身的努力可以达到标准,或能争取更好的层级,进而引导护士实现能力提升和专业成长。甘肃省人民医院实行护士分级管理的总体目标是在岗位管理的基础上,将护士岗位、分级、绩效、培训、人事管理紧密结合,从而形成一套护士的责、权、利统一的科学化管理体系和长效机制,其核心是:"护士分级、科室设岗、按级上岗、按劳取酬"。

然而,一套科学合理的分级与考核标准并非短时间内就能一蹴而就,是需要经过前期大量的调研,摸清本医院发展规划和整体护理队伍发展现状,尤其要精准掌握本医院护士基本情况,只有心中有数,才能在制订管理办法和标准时,符合自己本医院实际情况,做到找准方向,精准定位,切实保障相关制度的落地实施。因此,实施护士分级管理的第一步,首先要清楚明确本医院护理人力资源的现状。

《甘肃省人民医院护士分级管理办法》(以下简称《分级管理办法》)由护理部自 2012 年初开始着手制订,历时 6 个月。首先,对全院护士学历、职称、工作年限等客观指标的占比情况、供需、结构、分布进行现场调查,经历了无数个大小会议的反复商讨,广泛听取了来自临床一线护士的真实心声;其次,经过反复斟酌,反复推敲,形成了《分级管理办法》初稿;再次,对文件进行层层解读,并继续在各科室收集反馈意见,并经过再次修订,最终形成文件;最后,该办法在实施的 7 年间,在实践过程中继续发现存在的不足,进一步完善和修订。

制订的《分级管理办法》,做到精准定位,立足护士核心能力,结合职称,兼顾学历及工作年限,重在激发护士的积极性和拼搏精神,为每名护士制订适合自己发展的平台和目标,使得她们在明确医院发展轨迹之后,能找到自身差距和努力的方向,有计划、有目的地规划自己的职业发展道路。

甘肃省人民医院根据《关于实施医院护士岗位管理的指导意见》的要求为指导,结合护士临床实践能力成长的普遍规律和医院护理工作特点,于 2013 年开始实施护士岗位分级管理,将护士共分为 N0、N1、N2、N3、N4、N5 六个层级,见表 2-1。初次定级,主要按照学历、职称、工作年限,各层级初次定级标准,见表 2-2。最终,护士整体层级呈现一个类似正态分布的趋势,见图 2-1,低层级护士和高层级护士占比均较小,而中间力量的护士一定是占比较大的群体。

表 2-1　甘肃省人民医院护士分级情况一览表

N0	N1	N2	N3	N4	N5
临床适应期	夯实基础期	专科初级期	专科高级期	专科资深期	护理专家期

表 2-2　甘肃省人民医院护士初次定级标准一览表

N0	N1	N2	N3	N4	N5
1. 中专以上学历从事临床护理工作。 2. 通过护士资格考试或有护士执业证书	1. 大专及以上学历从事临床护理工作1年以上，或中专学历从事临床护理工作3年以上。 2. 有护士执业证书	1. 大专及以上学历从事临床护理工作3年以上；或中专学历从事临床护理工作7年以上。 2. 有护士执业证书	1. 本科及以上学历从事临床工作5年以上，或大专学历从事临床工作7年以上，或中专学历从事临床工作14年以上。 2. 具备护师资格	1. 硕士研究生及以上学历从事临床工作7年以上；本科学历从事临床工作9年以上；大专学历从事临床工作13年以上；中专学历从事临床工作20年以上。 2. 具备主管护师资格	取得副主任护师及以上资格

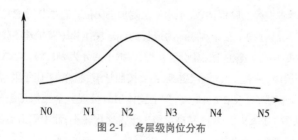

图 2-1　各层级岗位分布

（三）明晰层级岗位胜任能力

在评估各层级护士的岗位胜任能力时必须要充分考虑到本院护士的实际情况，以临床实践能力为核心，各层级护士能力的界定需明确且有一定的区分度，构建一个等级明晰、职责明确的能级框架。只有这样才能规定每个人的工作内容和具体责任，做到能级对应和按岗上岗，使护士层级管理和岗位管理紧密关联。架好层级管理的梯子，一方面能够让低层级的护士清晰地看到自己的职业发展前景，驱动自己努力进步；另一方面，为高层级护士的专业发展搭建平台，拓宽道路，充分激发她们的潜能，使她们想干事，能干事，能干成事，实现个人的价值，深刻感受到专业的成就感。

甘肃省人民医院从 2012 年着手实行护士分级管理到现在，边研究、边探索、边实践、边完善，形成了一套护士的责、权、利相统一的科学化管理体系和长效机制。各层级护士的岗位胜任力如下（低层级护士具备的能力均被涵盖于上一级护士）：

1. N0 级护士

（1）掌握基础护理知识、理论与技能。

（2）在带教老师的指导下，熟悉专科理论知识及专科护理技能。

（3）在带教老师的指导下，掌握各岗位工作职责和流程。

（4）基本掌握 HIS 系统的操作。

2. N1 级护士

（1）熟练掌握基础护理知识、理论与技能。

（2）基本掌握专科护理理论及技能，能够配合危重患者的抢救护理工作。

（3）掌握各岗位工作职责和流程，独立完成各班工作。

（4）掌握 HIS 系统的操作。

3. N2 级护士

（1）熟练掌握专科护理理论、技能及危重患者的抢救护理工作。

（2）熟练掌握各班次工作职责和流程。

（3）熟练掌握 HIS 系统的操作。

（4）具备带教本科学历实习生 / 见习生的能力。

4. N3 级护士

（1）具有扎实的专科护理理论、技能及组织危重患者抢救护理工作的能力。

（2）具备对低层级护士带教和组织业务查房的能力。

（3）具备承担科室质控或教学管理工作的能力。

（4）具备评判性思维能力、稳定的情绪控制能力和组织能力。

5. N4 级护士

（1）具有丰富的专科护理知识及技能，并具备独立处理疑难复杂护理问题的能力。

（2）具有一定的科研能力。

（3）具有一定的管理能力和独立思考问题的能力。

（4）具备带教研究生学历实习生 / 见习生的能力。

6. N5 级护士

（1）具有扎实的本专业基础理论，在本专业某一方向有深入的研究和专长。

（2）具备较强的科研能力。

（3）具备较强的管理能力与创新精神。

（四）界定各层级护士工作职责

规范清晰、明确有效的工作职责是科室科学地进行人力配置，做到人尽其才、人岗匹配、规范管理的重要保障，又是提高护理团队工作效率、提高执行力的重要举措，更是管理者对护士工作表现进行评价与绩效考核的依据。

各层级工作职责的界定首先要依据各层级护士的岗位胜任能力，围绕以患者为中心的服务理念，以提高护理质量，保障患者安全，提高护士核心能力为目的。同时，要充分考虑护士考核标准的制订及考核指标的客观性、公平性、透明性、可操作性及管理的效率。否则，可能导致政策不能很好地落地，甚至因为公平性引起护士抱怨，进而直接影响护士积极性和医院的长远发展。

甘肃省人民医院各层级护士的岗位职责如下：

1. N0 级护士

（1）在上级护士指导下，完成病情较轻患者的护理。

（2）完成院内及科内 N0 级培训计划。

（3）通过院内及科内 N0 级理论、技能等各项考核。

2. N1 级护士

（1）能独立完成各级患者的护理。

（2）完成院内及科内 N1 级培训计划。

（3）通过院内及科内 N1 级理论、技能等各项考核。

（4）每年至少完成 30 个 APN 班（APN 班指根据病区工作和患者需要所设立的护士临床工作中的白班（A 班）、小夜班（P 班）、大夜班（N 班）），并由各护理单元根据实际情况在此基础上增加各班次。

3. N2 级护士

（1）主要负责危重患者的护理工作。

（2）完成院内及科内 N2 级培训计划。

（3）通过院内及科内 N2 级理论、技能等各项考核。

（4）每年至少承担科室实习生/见习生培训授课 2 次。

（5）每年至少完成 40 个 APN 班，并由各护理单元根据实际情况在此基础上增加各班次。

4. N3 级护士

（1）担任责任组长工作，参与对低层级护士带教和业务查房。

（2）承担科室质控或教学管理工作。

（3）承担进修生、实习生带教工作，每年至少承担科室内护士/进修人员培训授课 2 次。

（4）完成院内及科内 N3 级培训计划。

（5）通过院内及科内 N3 级理论、技能等各项考核。

（6）每年至少完成 15 个 APN 班，并由各护理单元根据实际情况在此基础上增加各班次。

5. N4 级护士

（1）胜任责任组长工作，承担对低层级护士的带教。

（2）承担科室质控或教学管理工作。

（3）每年至少承担业务查房或专业培训授课2次。

（4）完成院内及科内N4级培训计划。

（5）通过院内及科内N4级理论、技能等各项考核。

（6）每年至少完成6个APN班，并由各护理单元根据实际情况在此基础上增加各班次。

6. N5级护士

（1）主持完成危重症、疑难病例查房和讨论。

（2）协助完成全院的护理质控、教学、专科护理小组等管理工作。

（3）完成院内及科内培训计划。

（4）完成以下项目至少一项：①以第一作者或通讯作者在科技核心及以上期刊发表论文1篇；②作为前2名完成人承担院级及以上科研课题1项；③作为前2名完成人获得实用新型专利或发明专利1项；④开展管理流程再造1项，新流程需规范化并开始实施，以便对新流程进行效果评价；⑤开展护理新技术、新业务1项。

（5）每年至少完成2个APN班。

（五）制订考核指标

考核标准的制订主要是依据各层级护士的岗位职责，且考核指标必须做到客观、可测量，结果真实、可追溯，只有这样，才能保证考核的过程透明，结果公正。一方面可减少因人为情感因素或对考核标准的把握尺度不同引起的偏倚；另一方面便于护士更快地理解、记忆和执行。

甘肃省人民医院根据不同层级护士的岗位胜任能力和岗位职责从临床实践能力、工作数量、工作质量、学习态度、理论和技能水平5个维度对每一层级护士制订考核指标，分别制订统一的考核表格。临床实践能力由护士长根据护士日常表现综合评价；工作数量主要考核APN班次和考勤情况；工作质量主要考核有无严重护理不良事件发生，由护理部进行考核；学习态度主要考核护士参加院级培训情况；理论和技能水平主要考核护士参加理论及技能考试情况。正是由于考核指标的客观性、可测量性和可追溯性，护士自己、护士长和护理部考核的结果才能高度保持一致，提高了考核的透明度和可操作性。

考核结果分为合格、基本合格和不合格,作为晋级及下一年度绩效系数调整的依据。

(六) 制订晋级标准

在制订晋级标准时,有一点必须要把握好:前松后紧,松弛有度,既要让大部分护士看到努力晋级的希望,又要真正区别划分出资深护理专家,带领医院护理队伍的发展。此外,在晋级条件中,还需要考虑到学历、工作年限等客观指标。虽然,学历并不能代表一个人真正的能力,但是却能充分体现其学习能力、学习态度和知识面。另一方面,学历的要求,对护士自身发展也是一种鞭策和激励。尤其对于低层级护士,具备一定的学习经历和能力,如果想要升级,就要取得高层次的学历,不学习,不深造,就要落后。工作年限的长短,可以很好地反映出一名护士的工作经验,因此,根据护士临床成长轨迹,确定好每个层级晋级工作年限标准。

需要强调,新入职的护士,只要取得执业证后,即为 N0 级。工作满 1年且考核合格,则定级为 N1,才能进入晋级阶段。此阶段为独立的阶段,称为定级。

N1 阶段处于护士能力成长初期,需要学习和掌握的知识和技能相对较浅,处在由校园阶段向临床阶段的过渡时期;其次,刚步入工作,怀有对工作的美好憧憬和满腔热情。此时期,作为临床打基础的重要时期,每个护士都需要扎实地学习,因此对学历要求的区别不大,本科学历和硕士学历的护士拥有同样的标准,考虑到大专层次的护士基础相对薄弱,时间界定相对较长。总体而言,制订 N1 级定级标准时,晋级时间不宜过长,其目的为不断激发该时期护士的工作热情和学习激情,鞭策其尽快成长起来,适应临床工作,夯实基础。

N2~N3 阶段的护士基本是科室的"大部队"和"中坚力量",并且逐步开始向专科方向分化和发展。作为护理部管理者来说,该阶段的护士所占比例最大,这就需要管理者严格把控晋级时间和晋级条件,为护理人才的选拔和培养打好基础。由于此时期,需要护士逐渐掌握专科知识和技能,对护士自身能力的要求相对较高。学历越高,接受的护理教育越专业、越全面,个人的自身能力和思维能力越强,并且已具备一定的专科能力,因此需要培养的时间越短。此外,对职称也有一定的要求,至少具备初级职称。总而言之,制订该阶段标准时,结合多方面因素,因地制宜,且突出不同层次不同要求。

N4~N5阶段的护士在临床中主要从事资深专科岗位及管理岗位,是资深的临床护理专家。因此该时期晋级时间应相对较长,且晋级条件相对严格,需要具备中、高级职称,还应充分考虑其在某专科领域的贡献和作用,是否具有带头示范作用。只有严格的标准才能真正遴选出优秀的人才,真正配得上高级别、高层次护理专家的称号。

甘肃省人民医院护士定级及晋级条件如下:

1. N1级定级条件

(1)担任N0级护士期间考核合格。

(2)担任N0级护士满1年,获得大专及以上学历满1年。

(3)获得护士执业证书。

(4)通过N1级护士晋级考核。

2. N2级晋级条件

(1)担任N1级护士期间考核合格。

(2)担任N1级护士满2年,获得本科及以上学历满2年;或担任N1级护士满5年,获得大专学历满5年。

(3)通过N2级护士晋级考核。

3. N3级晋级条件

(1)担任N2级护士期间考核合格。

(2)担任N2级护士满4年,获得本科及以上学历满4年。

(3)获得护师执业证书。

(4)通过N3级护士晋级考核。

4. N4级晋级条件

(1)担任N3级护士期间考核合格。

(2)担任N3级护士满4年,获得硕士研究生及以上学历满4年;或担任N3级护士满6年,获得本科学历满6年。

（3）获得主管护师执业证书。

（4）通过 N4 级护士晋级考核。

5. N5 级晋级条件

（1）担任 N4 级护士期间考核合格。

（2）担任 N4 级护士满 4 年,获得硕士研究生及以上学历满 4 年;或担任 N4 级护士满 6 年,获得本科学历满 6 年。

（3）获得副主任护师及以上资格。

（4）通过 N5 级护士晋级考核。

（七）实施分级管理的其他注意事项

护士分级管理是一项巨大的系统工程,实施中难免碰到各种各样的特殊问题,这就需要特殊情况特殊对待,而且在分级管理办法里提前清楚说明,方可执行。例如班次问题:①临床科室一律按照各层级护士岗位职责排班数要求执行。②手术室、重症监护室、消毒供应中心、血液净化中心等特殊科室,由于工作性质的特殊,班次也比较特殊,不像临床科室按照 A、P、N、D 班的常规排班,而是根据工作性质进行相应排班。例如,手术室只有 D、N 两种班次,这就需要特殊科室、特殊对待。护理部在制订考核标准时,需要深入调研,考察每个班次的工作性质、工作负荷、工作时间、人力资源配备等指标,根据这些客观指标,结合护士长意见和建议,护理部共同讨论,对每一个层级护士制订相应的班次考核标准。③某些非临床科室,如放射科、体检中心、门诊部等不涉及夜班,且工作性质更多偏人文交流、沟通等方面,与临床科室工作性差异较大,因此可以考虑不计算班次数。④对于轮转、外出进修、培训的护士,其学习和轮转时间,可按比例折合成对应的班次数,并在规定的层级班次数中相应地扣除,做到人性化动态管理。

分级管理办法在实践中应每年进行全面客观的效果评价,通过反馈不断进行完善。护士分级管理办法及定级、晋级结果以医院红头文件的形式发布能够提高执行的效力和管理的规范化。

四、分级考核——上的去，下的来

蜕 变

小王是科室里的"困难户"，每次全院护士理论考试之前，护士长总是再三叮嘱她好好复习，认真作答。然而小王总是表现出一副满不在乎的样子，随便敷衍护士长两句。结果几乎每次考试，小王不是刚刚及格，就是全院垫底，拖了全科室的后腿，导致科室经常错失评优评先的机会。为此，护士长多次找小王谈话，且采取了一定的措施，如扣奖金等，不但没有改善此现象，相反，小王觉得护士长总是针对她个人，抱怨声连连。

自实行护士分层级管理，制订了详细的晋级和降级标准，考试不合格达到一定的次数，将直接影响到个人层级，不仅无法晋级，还有可能降级。小王这下再也不敢敷衍对待，主动学习，虚心请教，考试成绩突飞猛进，业务水平也有很大的提高。

本案例中，我们可以感受到，小王的蜕变并不是来自于护士长不断的督促和监督，从前的谈话和惩罚，基本上是治标不治本，对于小王而言不痛不痒，护士长也只能是心有余而力不足。然而，自从实行分级管理后，小王再也不能抱着不在乎的心态了，岗位职责和制度清楚地摆在每一个人面前，不努力就会被淘汰现实的残酷和激烈的竞争使得小王发自内心的认识到不进则退的道理。俗话说，意识引导态度，态度决定行为，在护士长曾经看来头疼的"老大难"，从此以后再也不用烦心了……这个真实案例提醒我们：欲永葆组织的生机与活力，离不开一个充满良性竞争的用人机制和环境。

受传统观念的影响，只要不犯错，干好本职工作就等于进了"保险箱"，这个岗位永远属于你。也正是因为抱有这个想法，部分科室护士工作干劲不足、进取意识淡化，导致科室发展的动力不足，甚至出现"组织惰性"。何为"组织惰性"？其突出表现为组织成员进取心下降、惰性增强，以致组织渐渐丧失活力，走向衰落。这时候，作为管理者，无论你再怎样努力，都显得力不从心。因此，我们必须要建立健全与护士层级相对应、以任期目标为主要内容的岗位责任制和考核制度，保证能者上、庸者下、劣者汰，形成良好的用人导向和制度环境，激发护士的积极性和责任感，使不同层级的护士既能平等竞争，又时时充满着危机感，认识到晋级必须要付出一番艰辛和努力。

甘肃省人民医院在制订护士分级管理办法时，将年度岗位职责考核结果设定为三个等级：合格、基本合格、不合格。①本年度岗位职责考核结果为合格，绩效系数（第五章详细讲解）保持不变，且可以按照层级要求时间达到晋级标准。②本年度岗位职责考核结果为基本合格，绩效系数保持不变，但将延长1年晋级时间，以保证晋级要求的时间内年度考核均为合格。③本年度岗位职责考核结果为不合格，当年度绩效系数按原标准下浮0.025，且延长1年晋级时间，如果连续2年考核结果均为不合格，则降一级。然而，对于降级的护士，并不是永久性的降级，给予1年的观察期，这1年中，该护士必须参加降级后级别的培训考核，完成所有的考核内容，且年度考核结果为合格，方可重新回到原级别继续工作，级别工作年限重新计算。

有降级，就一定会有破格晋级，"赏罚分明"才能令护士心悦诚服，激发无限斗志！俗话说："三十六行，行行出状元"，临床中，不乏有才能的人，更有许多有潜力的人，管理者要做好一名成功的伯乐，善于将科室的人才发掘出来，给予她们更好的发展空间和发展机会。优越的条件摆在大家的面前，能形成有效的良性竞争，挖掘自身的无限潜能，"良将"多多益善，科室发展就快。甘肃省人民医院在有关破格晋级内容的第一条中明确指出：获得国家级或省、部、厅级业务奖项或技能大赛一等奖，可申请破格晋级；另外，可根据医院的战略目标和护理系统的发展需求，确定一些破格晋级的标准。

《分层管理办法》的实施，是甘肃省人民医院"能上能下"用人机制的大胆尝试，已取得了较好的成效。科室护士长对工作上不作为、不担当或能力不够的护士，进行岗位调整，及时把那些想干事、能干事、干成事的护士用起来,切实增强科室护理团队的活力,保证科室工作的良好氛围。落后的护士,主动寻找护士长帮助找出存在的问题和自身的不足,努力提高自己的业务水平,主动学习,奋力追赶上团队的步伐。江山代有人才出,要一代代去巩固。不能片面地认为每一个人都能够在岗位上持续发展,老一代被"推下去"是很正常的。"能上能下"用人机制的实施,就是为了提高医院整体的工作效率,最大化地提升医院的品质。即使出现降级的人员,一方面会促进医院和科室更好的发展,同时也会给降级人员带来更大的收益,让她能停下来,重新审视自己,及时发现问题所在,为成为更好的自己而不断努力,重新回到既定的职业发展轨迹。

五、护士分级——轻松解决夜班难题

这个夜班到底上?还是不上?

王护士在某医院心内科工作已经快10年了,工作一直勤勤恳恳,是科室的业务骨干。近日,王护士找到护士长,以身体不适为理由向护士长申请不再上夜班,护士长非常为难。

心内科由于患者病情重、变化快,对护士综合素质的要求相对较高,尤其是夜班,上班护士少,对护士临床综合能力的考验就更严格。王护士作为科室骨干,如果她不上夜班,科室一时间很难有其他与其工作能力相当的护士接替她的夜班。此时可把护士长难住了,不知道怎么解决这个棘手的问题。

1个月后,医院正式实行护士岗位管理,对全院护士进行分级管理,并明确了各层级岗位职责。王护士为N3级,需要完成15套APN班。为了不影响自己的晋级,她非常不好意思地主动要求护士长继续安排夜班……

本案例真实反映了医院科室中常见的一种现象。目前,许多医院上夜班的多数为年轻护士,而一些年资较老的护士,经验丰富、技术过硬,却多是在负责科室各类物资管理或坐在电脑旁处理出入院患者账目问题、整理病历等岗位上工作。

事实上,夜班是最考验一个护士工作能力的班次,由于仅有 1 名或 2 名护士上班,需要独自应对各类突发事件和抢救,因此必须是有一定资历和能力的护士才能独自胜任。当部分年资高的护士申请不上夜班,会令护士长措手不及,一时不知如何应对。

谈及夜班,可以说是无数护士心中的噩梦。朋友圈经常看到小护士们准备上夜班和上完夜班的种种状态和"心得":"每上完一个夜班,就是一种解脱……""每次上完夜班后,交班就心跳加速,紧张,说话颤抖,发冷汗,但平时白天就不会"。更有护士总结,每个夜班护士都会经历以下几个成语:上班前惴惴不安、工作时胆战心惊、巡房时风声鹤唳、收患者时如临大敌、下夜班时如释重负。简短的五个成语道出了护士们无尽的心声和感慨。正如文献研究结果显示,护士每月夜班数与其工作倦怠程度有显著的正患者相关关系;夜班护士较非夜班护士出现明显的睡眠质量下降、情绪状态恶化和一般自我效能感减弱;值夜班越多的护士,压力越大,其离职率越高。

正是由于夜班带给护士心理和身体上的双重煎熬,使得大家对夜班产生恐惧。然而,夜班却是最能考验一个护士综合能力的班次,一般病房的夜班由 1~2 名护士值班,需要管理全病房患者的所有护理工作,这无疑对夜班护士提出了更高的要求。越是高年资的护士主力承担夜班,病房安全和患者安全越能够得到保障。然而,目前临床中普遍存在的现象就是低年资护士变成了夜班的主力军。因此,对于护士长而言,排夜班就成了令人头疼的事,既要保证患者的安全,又要考虑到个人的意愿,往往两者难以兼顾。甚至在一些医院,护士找各种关系、门路希望调到不上夜班的科室工作;在有的医院,当上护士长以后就可以不上夜班,大家更是挤破头去当护士长。作为护理管理者可能出现过这样的疑惑?一直在积极想办法鼓励大家上夜班,增加夜班费,提高护士的工资待遇,但是仍然不能改善护士们不愿意上夜班的现象。下夜班后,取消一切学习和培训,保证夜班护士足够的休息时间,也没有办法激发大家的夜班热情。到底怎样才能正向激励护士正确对待夜班,主动承担夜班,不推脱呢?护士分层管理是如何解决临床护士的夜班难题的!

鉴于夜班指派难的问题,甘肃省人民医院护理部转换思维,另辟蹊径,巧妙地将其与护士分级管理融合在一起。

首先,不同层级的护士每年必须完成规定的 APN 班次数,无论是低层级护士,还是高层级护理专家,甚至是护士长,都需要根据所在的层级完成相应的夜班数。例如 N1 级护士每年至少完成 30 套 APN 班,N2 级护士每年至少完成 40 套 APN 班,N3 级护士每年至少完成 15 套 APN 班。各层级护士如果每年没有按量完成对应层级的 APN 班次数,即使其他考核项目全部合格,年度考核结果也只能是基本合格。根据晋级要求,年度考核结果如果是基本合格,将不能晋级。除此之外,如果本年度其他考核项目有不合格的,考核结果为不合格,连续 2 年考核结果不合格,将存在降级的风险,降级后不仅会影响绩效系数,更会错失很多学习与培训的机会,使得护士产生挫败感。

其次,护理部统一夜班的绩效系数范围,并将夜班的绩效系数制订为所有班次中最高的,科室可根据实际情况,制订具体的绩效系数。如此一来,护理部对于临床夜班实行了统一管理,避免了科室分配的不合理和其他人为因素,真正为临床一线护士争取到了最大的利益,从根本上提高了护士上夜班的积极性和价值感。

自改革后,甘肃省人民医院夜班问题得到了较好的改善,护士长更是连声称赞,再也不用担心科室夜班不知如何分配的问题。临床护士通过对各层级护士晋级条件的解读学习,了解自己所属层级要求的夜班数,并且认真努力地完成护士长安排的夜班。如果遇到科室手术患者多,危重患者多,护士长可以排双夜班或者帮班以保证护理质量安全。

为了更好地督促护士长深入了解本科室各班次的工作流程和工作中存在的问题,在护士长的年度岗位职责考核中,医院也制订了相应的标准,要求有夜班的护理单元,护士长按照自己的层级完成相应的 APN 班次数。考虑到科室有两个正副护士长的情况,主持工作的护士长需要承担科室更多的护理管理工作,因此,对主持工作的护士长相对减半 APN 班次数,未主持工作的副护士长仍需要完成相应层级要求的班次数。例如,某外科主持工作的护士长为 N4 级,N4 级护士的岗位职责要求每年至少完成6个APN班,则这位护士长只需要完成3个即可。

一句话总结:实行护士分层级管理,制订各层级岗位职责,在实践层面上解决了由传统的护士长要求护士上夜班变成如今护士主动请求护士长安排夜班,科室各层级护士合理安排好自己的夜班数,变"要我上"为"我要上"。

六、专科护士分级——拓宽发展路径

专科护士的发展

陈护士进修回来后接管了造口护理及伤口换药工作,有了一定的理论和临床实践经验后,护士长组织在N2级以上、业务能力强、有此兴趣的护士中培训此项业务。很快,科室成立了换药小组,培养起来了一批伤口造口专科护士,受到了医生和患者的共同好评。

近日,王护士长发现,换药的总是那一两个人,其他3个专科护士换药率很低,然而月底的绩效大家却拿的一样多,这让王护士长很是头疼,必须想办法解决这个问题,于是她向护理部反映了这个情况……

近年来,护理专科化已成为全球护理实践发展的重要趋势,由于专科护士具备丰富的专科知识和扎实的专科技能,能为患者提供高质量的专业服务,甚至某些领域的专科护士可以与医生工作相媲美。如此一来,不仅使患者的病情得到更好的控制,促进其康复、缩短住院时间、节省医疗护理费用、改善患者就医体验、提高生存质量,更使得护理学科趋于专业化和独立性,有利于学科发展。由此,专科护士被视为一种富有价值的护理人力资源。

据文献报道,我国专科护士普遍存在着重培养、轻使用的现象,护士岗位职责不明是影响专科护士核心能力发挥的主要因素,而解决这一问题的关键就在于对专科护士进行分层管理。本案例中,该医院护理部虽然抓住机遇,逐步培养了伤口造口专科护士,对护士职业生涯有了明确的规划,使护士认识到了自己的价值。然而,没有一定的约束机制,不能促进专科护士的可持续发展。要想解决这一问题,可以借鉴护士分级管理的理念,对专科护士进行分级管理。

"专科护士"一词产生于美国,引入我国后,由于语言文化的差异,对其概念的确定一直没有形成统一的界定。常见文章中出现的"专科护士",主要对应了两种不同的英文解释"Specialty Nurse(SN)"和"Clinical Nurse Specialist(CNS)",也有将二者在同一文章中混用的情况。实际上,从英文单词的词意中,我们可以清楚地分析出,SN 和 CNS 分别代表了不同层次的专科护士级别,即 SN 属于初级护理实践的角色,CNS 属于高级护理实践的角色,且两者在资质能力和培训方面有截然不同的本质区别。

因此,为了更好地为医院培养和发展专科护理人才,在原有护士分级管理的基础上,对专科护士岗位进行精细化管理,实行专科护士分层级岗位管理,首先,有利于专科护理人力资源的科学管理,让最合适的护士在最佳的时间出现在最需要的岗位上,以缓解专科护士供需之间的矛盾。其次,为专科护理人才的培养提供科学的方法,对处于各层级的护理人才做到因材施教,稳定专科护士队伍,促进专科护理人才梯队的培养。再者,为专科护士职业发展提供良好契机,激发专科护士潜力和积极性,可以脱颖专科护理人才加速人才成长。为提升专科护理质量提供保障,专科护士分层级岗位管理科学界定各级专科护士岗位职责、考核与晋级标准等,并赋予相应的职、权、利,这将对护理工作的安全性和实效性、患者满意度、护士职业满意度的提升起到积极推动作用,从而促使护理管理质量和效率的不断提高。

专科护士分层级岗位管理主要包括等级框架、各级准入标准、岗位职责、工作内容、考核与晋级标准及再认证标准 6 方面。

(一)按照目前我国专科护士现状将其分为四级

S1:技术能手(大专及以上学历,从事相关专科 3 年以内);

S2:初级专科护士(本科及以上学历,从事相关专科 3~5 年);

S3:高级专科护士(本科及以上学历,从事相关专科 5 年及以上);

S4:护理专家(硕士及以上学历,从事相关专科 5 年及以上)。

（二）制订各级专科护士准入标准

主要从学历、职称、工作年限、从事专科工作年限、专科工作能力以及一定的科研能力等方面考核。以下举例 S1 技术能手的准入标准：①热爱护理工作，有较强的责任心，有组织、沟通能力、具备良好的职业道德素养；②学历：本科及以上；③职称：护师及以上；④工作年限：3 年及以上；⑤从事相关专科护理工作经历：2 年及以上；⑥具备一定的外语水平；⑦有一定的书写能力；⑧承担临床教学和科研任务的护士优先。

由于目前，我国对专科护士分级管理没有明确的制度和体系可供参考，依据甘肃省人民医院《护士分级管理办法》，结合医院专科护士群体特征，制订《专科护士分级管理办法》，明确各层级岗位职责和考核。

1. **S1 级**　掌握并独立完成基本专科操作数量和质量方面进行考核。例如，1 名考核期内的初级伤口、造口专科护士，可以熟练掌握伤口、造口袋的规格，使用方法和注意事项，能对患者进行清晰完整的健康宣教，并在考核期内独立完成规定例数的普通伤口、造口的换药，达到条件获得资质认定后成为初级专科护士。

2. **S2 级**　完成具有一定难度的专科护理操作例数，组织专科护理查房数量，护理会诊数量和质量，组织培训初级专科护士场次，在对应的专科领域获得相应的科研成果。

3. **S3 级**　完成具有较高难度的专科护理操作例数、护理会诊数量和质量，组织健康讲座数量，培训初级和中级专科护士场次，在对应的专科领域获得相应的科研成果数量和质量，进行大会交流数量和质量。

4. **S4 级**　完成具有高难度的专科护理操作例数、护理会诊数量和质量，组织健康讲座数量，培训初级和中级专科护士场次，在对应的专科领域获得相应的科研成果数量和质量，进行大会交流数量和质量。

经过制订不同层级专科护士岗位职责和考核标准，为专科护士提供发展方向和目标，不仅拓宽了护理专业内涵，提升了护理质量，也促使专科护士在临床实践中不断提升自身水平，实现自身价值，保证人尽其责、人尽其用。与此同时，在制订各级别岗位职责时，鞭策专科护士积极开展专科护理教学查房和护理科研，通过高层级专科护士对低层级的带教，促进了专科护理人才梯队建设。专科护士通过接受规范、系统的培训,掌握规范的科研方法,在临床实践中发现问题,并运用科学手段解决问题,促进专科护理的发展。

实施专科护士分层级管理,明确了各层级护士的职责,使每个护士的长处发挥得恰到好处,各级护士在各自的岗位上各司其责,改变了以前只有护士长才是领导者和监督者的单一被动局面,由被动变主动,实现了护理管理多元化。

七、管理小贴士

(一)院内调动者的层级考核

临床工作中,作为管理者经常会遇到对护士进行人事调动。那么对于发生人事调动的护士,在进行岗位考核时,考勤、培训及考试等条件都将不会受到影响,但是班次的确定,需要根据调动科室性质的不同区别考虑。举例说明:护士,N2级,心内科工作。

1. 如果2019年2月该护士调入骨科,是临床科室之间进行人事调动,班次数不会受到影响,仍然为N2级护士需要完成的40套APN班次。

2. 如果2019年2月该护士调入门诊部,是从临床科室调入非临床科室,2019年的岗位考核将不再计算班次。

3. 如果2019年2月该护士从门诊部调入心内科,是从非临床科室调入临床科室,则调动当年不予计算升级年限,延至调动第二年起计算升级年限。调动人员在非临床科室工作时间内应满足非临床科室升级要求,调至临床科室后应满足临床科室升级要求,所有调动人员均由现所在科室护士长上报班次。

(二)调动来院者的定级标准

前面的章节已经详细介绍过,实行护士分级管理,新医院可以对调动来院的护士按照本医院的分级管理标准进行重新定级,充分实现了医院内部人事管理的合理化和公平性,也避免外院高年资护士来院后,得不到相

匹配的能级,出现职业归属感缺失,造成人才浪费。具体实现步骤如下:

1. 调动来院的护士原工作医院等级务必与本医院等级相当,也就是说,现工作医院为三级甲等医院,原工作医院必须为三级甲等医院,做到医院等级匹配,才能确保护士工作环境、接受的知识培训、工作能力等方面大致相仿。

2. 调动来院的护士,初次只能申请定级,而不能直接申请晋级。且按照实际临床工作年限计算(只计算与其现工作医院等级相匹配的临床护理岗位的工作年限)。来院第一年为试用期,第二年可以申请定级,并有1年的定级考核期,在定级考核期内按照申请定级级别的要求,完成各项考核内容。1年考核期结束后,如符合该级别在岗要求,且各项考核均为合格,则按该级别予以定级。

(三) 层级考核需明确各类休假

在制订晋级标准时,对于考勤中各类休假的界定,应根据医院实际情况和人事规定,确定哪类休假可排除在允许范围内,哪类休假超过多少天范围,将影响考核。

一般而言,国家法定节假日属于护士正常的休假,应排除在外。除此之外,休假种类相对较多的事假、病假,护理管理者在界定范围时,应做好调查和讨论。一方面,有些护士在休病假和事假时,频繁且时间长,经常令护士长很为难,也会间接导致科室人力配置出现失调。另一方面,如果随便界定一个期限,会令该项指标脱离实际,缺乏人性化和可行性。甘肃省人民医院经过前期大量的调查和讨论,规定除国家法定节假日外,其余休假累计超过 61 天,则视为不合格。

目前,出现争议较多的为产假,因为对于护士而言,尤其是二孩政策实施以来,人人都有可能涉及。目前甘肃省规定,法定产假时间为 180 天,远超过甘肃省人民医院规定的 61 天,但医院也有人性化的分级管理标准,如果因为产假导致本年度考核不合格,如果第二年仍为不合格,通常情况下,两年不合格将降级,但是因为产假则不会降级。

(韩琳　苏茜)

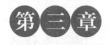

第三章
分层培训 ·····················○

培训如影随形

张护士和李护士都是普外科的护士,李护士是刚进医院一年的年轻护士,而张护士已经来医院十年了。早上十点钟交完班,下夜班的张护士和李护士边换衣服边聊天。

李护士:"张姐,别忘了下午三点有培训哦。"

张护士:"又要培训,没几个小时可以睡了。"

李护士:"你离医院还比较近,我就惨了,来回需要两个多小时,我都考虑要不要直接睡在值班室不回家了。"

张护士:"嗯,也可以。我离的近也懒得来,都听了好几遍了,每次都这些。"

李护士:"算了,怎么样都是要来的,要点名的。"

上述案例中的场景是不是很熟悉?下夜班的护士拖着疲惫的身体去听自己不太听得懂或已经听过好多次的课,或者即便是需要的知识并且非常感兴趣但却没有精神听下去。作为一名护理管理者,明知道护士们怨声载道还是需要安排课程,想尽办法让护士们来听课,想要提升护士的理论与技能水平,是不是也感到很无奈。那么,是什么让护士本应该充满积极与兴趣的继续教育培训变成了双方的负担了呢?

"广义的教育在我们每一个人的全部生活中是不断进行的。对于教育的任务来说,学校制度只是一个部分和开始的机构。"马里坦的这段话指出:对于所有人而言,教育与学习是终身的。继续教育是指完成在校基础教育和专业教育,已经参加工作或负有成人责任的人所接受的各种各样的教育,是对专业技术人员进行知识的更新、补充、拓展和能力提高的一种高层次的追加教育,是终身教育体系的一个重要组成部分。护理专业的继续教育起源于美国。1970 年,美国护理学会将护理继续教育定义为:有计划、有组织地为提高注册护理人员在护理实践、教育、管理、科研等方面的能力,增进他们的理论知识、操作技能和改进工作方法而安排的学习过程,最终目的是改善公众的健康服务。

护理专业的特点决定了护士需要接受继续教育,不断学习。一方面,随着社会经济的不断发展和医学模式的转变,人们对健康服务的要求不断提高。护理服务对象由患者扩展到整个人群,由疾病状态延伸到了人的整个生命历程,服务内容从疾病的临床治疗向慢病管理、老年护理、长期照护、康复促进、安宁疗护等方面延伸。随着服务对象的扩展与服务内容的延伸,为了适应现代护理工作,护理人员需要不断学习。另一方面,从护士自身发展来说,自我实现是人类最高层次的需求。护士通过在职培训不断更新知识,进一步提升能力,在职业发展的道路上不断前进,最终在工作中获得价值感和成就感,是护士不懈努力的动力源泉。因此,无论是为了提升群众的健康水平,还是为了促进护士个人的职业发展,开展护士继续教育及在职培训都是至关重要的。

2008 年由国务院颁布的《护士条例》明确规定,护理人员有权利参加专业培训、从事学术交流和研究。2011 年卫生部颁布的《医药卫生中长期人才发展计划(2011—2020 年)》中提出,应加强全国卫生技术人才规范化培训。2016 年国家卫生计生委制订了《全国护理事业发展规划(2016—2020 年)》,关于护士在职培训提出了以下要求:到 2020 年新入职护士和护理管理人员培训制度基本建立,有计划地培养一批专科护士,满足临床护理需求;建立"以需求为导向,以岗位胜任力为核心"的护士培训制度。

既然要培养专科护士和优秀的护理人才,就离不开护士在职培训。随之而来的是护理管理者积极制订各项培训计划,安排各种培训课程,旨在提高护士的理论和技能水平,满足临床护理需求。但上述案例也从一个侧面反映出：不论是低年资护士还是高年资护士，主动参加培训的积极性都不高，绝大部分的培训都是依靠强制性手段进行。这种情况在我国护士在职教育中并不是个案，而是一种普遍现象。研究结果也证明，多数护士参加培训的积极性和主动性不高，且并没有将所学知识真正应用于临床护理工作中，使培训流于形式，考核的效果与期望值存在一定的差异，培训效果不尽如人意。护士在职培训为什么存在这些问题，是因为护士懒惰、不爱学习，还是因为培训方式有问题？

俗话说：没有教不好的学生，只有不得当的方法。传统的护士继续教育采用的是平台式的培训模式。所谓平台式培训模式，就是由医院护理部统一安排培训时间、培训地点、培训内容，要求所有护士都必须参加。在这种培训模式中，护士的被动参与度很高，但培训实效不佳。究其原因，包括但不限于以下五点。

第一，培训目标不明确。采取平台式培训时，医院形成的是类似于"提升护士能力，适应工作需求"这种大的目标，或者粗略地按培训内容制订培训目标，很难形成明确的、个体化的目标。例如某医院当年的培训计划是开展五次理论培训，分别是基础护理、护理文件书写、护理质量安全、危重患者护理、静脉治疗五个方面，静脉治疗培训内容为"静脉治疗护理技术操作规范"行业标准的解读，因此培训目标设定为掌握"静脉治疗护理技术操作规范"的关键知识。这样形成的都是散点式的培训目标，无法形成一个阶段性的、明确的培训目标。

第二，培训计划缺乏连续性。连续性是指培训内容随时间进展难度不断提升，护士只有掌握了前面的知识与技能才能学习后面的。平台式培训对象是全院所有护士，医院制订的培训计划是年度计划，每年的培训内容犹如形成了一帧帧的图片，但无法形成连续的影像。如前文所述，某医院当年的培训计划是基础护理、护理文件书写、护理质量安全、危重患者护理、静脉治疗五个方面，第二年有可能会有所区别，导致培训内容不相关，所以无法连续。也有一些医院第二年的培训内容仍重复上一年度内容，因为每年培训对象都会加入新的成员，无法进行培训知识的延伸和深入，也就无法形成连续的培训。

第三，培训内容缺乏针对性。所有护士不分年资高低和科室不同，都采用相同的培训内容。对于一部分护士来说,培训知识不断重复;而对另外一部分护士而言,培训内容太深、完全听不懂;还可能存在一部分护士在临床上用不到培训内容的现象。培训内容与护士的能力水平和临床工作需求出现脱节现象。例如,医院要对全院护士培训"机械通气患者护理"相关的内容,对于新入职的护士来说,她们甚至连吸痰护理都不会,因此对于她们而言这部分内容太难了;但是已经在重症监护室工作十年的护士,这部分内容她们早已经掌握;而在内分泌科工作的护士不会用到这部分内容,对于她们而言,既听不懂、也用不到。因此,培训过程中有许多护士因为以上原因不需要参加培训却被动来参加,浪费了护士时间,也浪费了医院的培训资源。

第四,培训形式缺乏多样性。理论培训多采用学术讲座的形式,老师在讲台上讲,护士在下面听,几百人会场听课的效果不得而知。技能培训采用单项操作示教的形式,对于大多数护士而言都是熟悉的操作,无非就是培训的老师做得更优美、流程更规范,参加培训的护士无法掌握操作的关键点,也无法与临床实际案例结合起来进行反思。另外,培训时间、地点固定,缺乏灵活性,使护士不能正确处理学习和工作的关系,从而导致被培训者压力大。参加继续教育培训的主要动机是完成继续教育学分或医院规定,学习态度消极,甚至当作负担,试想一下带着负面情绪去参加培训,培训的效果可想而知。

第五,护士没有清晰的职业发展规划。护士自入职以来,仅仅是按照时间要求晋升职称,在职称考试间歇期得过且过,没有清晰的职业发展规划,不能明确哪个时间段应掌握哪些知识与技能,应成为具有哪些能力的护士。所以,面对医院的培训,护士只是被动地接受,并不能进行自我规划和积极思考自己的学习需求与计划,不能充分发挥个人的主观能动性。

总之,目前的平台式培训虽然取得了一定的效果,但没有达到继续教育真正的目的,培训缺乏科学性和连续性,不能精准对接护士的需求,护士的知识结构得不到及时有效的、系统的提高与更新,这在一定程度上制约了护理质量的提高及护士职业生涯的持续发展,甚至导致部分护理人才的流失。

既然平台式培训存在局限性,可能产生一系列不良后果,那么管理者就需要改变教育理念、转变教育思路,探索一条新的继续教育道路,改变目前护士继续教育的现状,激发护士参加培训的积极性,最终提高培训效果。平台式培训未能成功的一个重要原因是管理者没能够去了解护士真正的学习需求。马尔科姆·诺尔斯(Malcolm. S. Knowles,1913—1997)区分了以教育者为中心的学习和以学习者为中心的学习,指出在以学习者为中心的学习方式中,学习者被看成是参与伙伴,是学习活动的设计者,同时强调了成人学习者的需要与兴趣,这为开展护士培训提供了思路。

在护士平台式培训效果欠佳的背景下,同时基于医院护士分层管理制度的实施,甘肃省人民医院开始尝试打破原有的培训模式,进行护士分层培训。在实施前,主要是有几点思路的转变:首先,随着护士的不断成熟,其自我概念从依赖型人格向独立型人格转变。护士在职培训应注意把管理者的要求引导转变为护士的需求,让护士认识到培训的重要性,明确学习的目的,提高主动性。其次,成人学习内容与其社会角色相关,学习内容的设置应重视护士工作中的应用知识。管理者应评估不同层级护士对继续教育内容及课程的需求,以任务和问题为中心合理设置培训课程。再次,培训方式的选择应考虑成人教育中比较有效的方式,多采用参与性为主的培训方式,以提升培训效果。

二、分层培训实践——对症下药

管 理 故 事

治本方能治标

华佗是东汉末年著名的医学家,他精通内、外、妇、儿、针灸各科,医术高明,诊断准确,在我国医学史上享有很高的地位。华佗给患者诊疗时,能够根据不同的情况,开出不同的处方。

有一次,州官倪寻和李延一同到华佗那儿看病,两人诉说的病症相同:头痛、发热。华佗分别给两人诊了脉后,给倪寻开了泻药,给李延开了发汗的药。两人看了药方,感到非常奇怪,问:"我们两人的症状相同，病情一样，为什么吃的药却不一样呢？"华佗解释说："你俩相同的只是病症的表象，倪寻的病因是由内部伤食引起的，而李延的病却是由于外感风寒，着了凉引起的。两人的病因不同，我当然得对症下药，给你们用不同的药治疗了。"果然不出所料，倪寻和李延服药后，没过多久，病就全好了。

治病救人需要对症下药，解决问题也应该找到问题的症结，弄清楚问题是什么，根源在哪里，才能有效地解决问题。上一节我们已经分析了当前平台式培训的不足以及改变培训现状的思路，据此甘肃省人民医院在护士分级管理的基础上进行了护士分层培训的探索。

第一，构建护士分层培训模式。随着护士分层管理和岗位管理的不断深入，很多医院开始探索将护士在职培训由平台式培训模式改为分层培训模式，并取得了显著的效果。分层培训是指每个层级都设立明确的培训目标和培训内容，护士按照所在的层级接受培训和考核，并根据考核结果进行绩效奖金发放、晋升高一层级的培训模式。分层培训是推动护士从新手逐步成长为专家的过程，是医院建设护士队伍的重要抓手。

分层培训模式的管理基础和前提是分层级。成人教育模式提到，一个人已有的知识储备决定了他能够接收的知识范围。因此，平台式培训将所有护士放在同一个平台上接受同样的培训，对于有些护士来说培训内容太浅显，而对于另外一些护士又太深奥，培训没有达到满足需求、提升能力作用。而依据职称、工龄、学历对护士进行分层级，职称与护士的专业知识层次有关，工龄与工作经验积累有关，学历与接受知识能力相关，这些共同奠定了护士分层培训的理论基础。

分层培训模式的动力源泉是岗位考核和晋级。护士分级管理为临床护士提供了一条清晰的职业发展道路，如图3-1所示，晋级要求明确告诉护士到达前面的节点需要付出哪些努力。管理者无需抓着每一个护士的培训不放，让护士自己掌握自己的培训计划，这样既节省了管理者的时间，又提高了护士参加培训的积极性，化被动接受为主动参与。

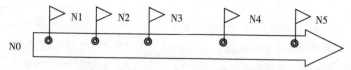

图 3-1　分层培训模式下的护士职业发展道路

简单来讲,在分层培训模式中,培训内容、难易度、培训形式等是根据层级特点设置的,每层级护士经过特定的培训能力逐步提升,满足条件后进入更高层级的培训,形成了一个不断进阶的培训体系。

第二,基于岗位胜任力确定培训目标。护理学是一门专业性较强的实践性学科,连续的、循序渐进的继续教育培训是高质量继续教育的前提和基础。对在职护士进行系统性培训时,结合护士层级,了解这一群体护士的学习需求、工作及自身发展需要,为其合理安排培训和考核内容,协助其尽快适应日益复杂的临床工作环境,并提升自我,实现自身价值,提高其工作满意度。换言之,基于岗位胜任力制订的培训目标不仅是工作需求,是管理者的培训目标,同时也是护士自身发展的需求,是被培训者的学习目标。甘肃省人民医院护士层级分为 6 级,各层级护士从事的工作内容有区别,因此培训内容和目标也就不同。本书第二章已经详细介绍了各层级护士的岗位胜任力,这就是各层级的培训目标,通过培训使各层级护士的能力与岗位需求相匹配。

第三,以需求为导向设置培训内容。护士核心能力是指不同专业类别、职称、岗位的护士,在担当专业性护理工作中各种预期角色时,确保专业性工作任务完成及其质量所需具备的知识、技能和态度的总和。国内一般采用刘明等人制订的"中国注册护士基本能力架构"将护士核心能力分为 8 个维度,详见表 3-1,包括评判性思维、科研、临床护理、领导、人际关系、法律与伦理实践、专业发展和教育与咨询。

表 3-1　中国注册护士基本能力架构

维度	内容描述
临床护理	对服务对象进行全面的评估,准确的计划,及时有效地提供照护,促进其舒适与康复,并对每一个护理活动结果进行评价

续表

维度	内容描述
伦理与法律实践	熟悉护理相关法律、法规，并应用于实践中，以保护服务对象的权益，包括不受伤害权、隐私权、治疗方案决定权及个人信仰、价值观被尊重权等
专业发展	积极维护和提高个人及团体专业形象；明确个人的发展方向，不断更新知识，提高自己的专业水平；积极参加护理专业团体的各项活动
教育与咨询	运用教与学的基本原理有效地指导实习生、低年资护士，并对个体及团体服务对象实施有效的卫生健康教育及心理咨询
评判性思维	在临床实践中，综合分析各种资料，应用问题解决技巧灵活解决各种问题，做出正确的决定；对每项护理、治疗措施提出理由
领导	有能力影响和激励他人，适当授权，成为他人的角色模范
人际关系	通过良好的沟通技巧建立和维系与他人之间的合作关系，守信，言行一致
科研	在临床实践中发现问题，开展研究和解决问题，熟悉研究步骤，并将研究结果做出书面总结

前面我们已经提到了不同层级的护士有不同的培训目标，为了达到培训目标并满足岗位需求，对不同层级护士8个维度相关知识是否需要、需要程度及侧重点进行分析进而设置培训内容，即形成多个维度的培训课程表，详见表3-2。

表3-2 不同层级护士培训课程设置

级别	临床护理	伦理与法律实践	专业发展	教育与咨询	评判性思维	人际关系	领导	科研
N0	√	√	√					
N1	√		√		√			
N2	√		√	√				
N3	√				√		√	
N4	√							√
N5	√			√				√

N0 级护士的培训内容主要包括临床护理、伦理与法律实践和专业发展三部分：①临床护理部分，包括基础理论、基础知识、基础技能、职业防护以及内/外科常见疾病护理常规等内容；②伦理与法律实践部分，包括护理相关法律法规、医院护理核心制度等；③专业发展部分，包括医院文化、医德医风规范、医院护理专科发展现状等。

N1 级护士的培训内容主要包括临床护理、专业发展、人际关系三个方面：①临床护理部分，包括基础理论、基础知识、基础技能，危重患者的护理常规，危重患者抢救流程等；②专业发展部分，包括职业发展规划，各岗位工作职责和流程等；③人际关系部分，包括沟通知识与技巧，沟通案例学习等。

N0 级与 N1 级护士培训的目的是使护生成功转变为临床护士并掌握基本的知识、理论与技能；N2、N3、N4 级护士的培训则进入了亚专业培训阶段。亚专业培训即按照护士所在的专业领域进行划分，并以亚专业为单位进行培训，这个阶段开始注重护士专科素质能力的培养，并逐步开展教学、科研、管理水平的培训。甘肃省人民医院护士分层培训的亚专业主要依据人体解剖系统进行划分，包括神经系统、消化系统、心血管系统、呼吸系统等，下面以神经系统亚专业为例对 N2、N3、N4 级护士的培训内容进行介绍：

N2 级护士培训内容包括临床护理、专业发展和教育与咨询三个方面：①临床护理，主要包括神经系统专科基础知识（如神经系统解剖知识、生理知识，神经系统常见疾病相关知识等）、专科基础技能（如颅内压监测技术、头部引流管护理、偏瘫患者康复技术等）、神经系统常见疾病护理常规等；②专业发展，主要包括专科指南与行业标准的学习与临床实践；③教育与咨询，主要包括教学手段的指导如幻灯片的制作，患者健康宣教技巧等。

N3 级护士培训内容包括临床护理、评判性思维和领导：①临床护理，主要是神经系统重症患者的病情观察与护理；②评判性思维，包括死亡、特殊案例分析讨论，个案护理查房；③领导，包括护理质量控制、护理安全管理、护理不良事件分析。

N4 级护士培训内容包括临床护理、领导和科研：①临床护理，主要包括神经系统及相关专科新理论、新技术、新业务;②领导,包括护理流程改进;③科研,包括如何提出科研问题、如何应用科研手段解决临床问题、科研成果的产生与转化。

N5级为护理专家期,该级别护士的培养手段不再依靠培训课程,而是通过自我提升与临床工作指导的方式进行。

不难发现,不同层级护士的培训内容及课程可能涉及多个维度,反之有些维度在各个级别的培训中都有涉及,只是同一个维度具体培训内容不同或深度不同。因此,在设置课程时应注意根据不同的专业类别进行设置,以下是神经系统相关科室不同层级护士的培训内容设置:

> N1级:基础理论、基础知识、基础技能,危重患者的护理常规,危重患者抢救流程。
>
> N2级:神经系统专科基础知识、专科基础技能、神经系统常见疾病护理常规。
>
> N3级:神经系统重症患者的病情观察与护理。
>
> N4级:神经系统及相关专科新理论、新技术、新业务。
>
> N5级:处理并指导神经系统各类复杂病例的临床护理。

依据护士的岗位胜任力形成了分层培训的内容,同时还应该考虑临床护理实践效果,根据护理安全与质量分析结果补充各层级的培训内容,在此基础上形成培训课程。例如对2018年度甘肃省人民医院不良事件的发生情况进行分析,结果表明患者跌倒/坠床不良事件发生率较高,且发生群体主要为N0、N1级护士,则可以为N0、N1级护士增设或加强病区环境管理、跌倒/坠床风险评估与预防方面的培训。

在内容设置时也需要进行护士需求调研,甘肃省人民医院每年度进行一次护士对在职培训内容的满意度调查,征求护士对培训内容的建议,用以改进和完善培训内容。例如调查结果发现N3级护士对品管圈护理感兴趣,则可以增加品管圈护理实践应用的内容。

第四,根据培训内容选择合理、多样的培训形式和方式。培训形式包括院级培训(针对全院护士开展的培训)、低层级培训(针对N0、N1级护士开展的培训)、亚专业培训(针对 N2、N3、N4 级护士开展的培训)、科室培训、自学五种类别。培训方式包括岗前培训、科室轮转、大型讲座、技能培训、业务小讲课、业务查房、教学查房等。根据护士层级、培训目的和培训内容的不同,选择不同的培训形式和方式进行组合搭配,形成了一套特色鲜明的分层培训的方案,简述如下。

N0 级护士即新入职一年内的护士,其培训分为三部分,包括岗前培训、轮转科室培训、轮转期间的院级培训。①岗前培训:新护士进入临床岗位前需进行集中培训,包括医院文化、职业与个人发展、职业安全等理论内容和基础技能。理论培训内容可以采取不同的方法,例如医院文化的培训采用视频教学的方法,为新入职的护士播放医院发展及护理事业发展的纪录片;护患沟通部分采用自主学习及情景模拟的方法;职业规划与个人发展通过专题讲座和现场讨论的方式进行。②轮转科室培训:N0 级护士需轮转内、外科系统各一个科室,每个科室六个月,期间要接受轮转科室的培训,主要目的是对新护士基本知识与技能的实践训练。科室需根据医院培训要求制订科室培训计划及考核计划,经护理部审核后科室按计划严格落实。为保证培训效果,采用一对一带教的形式,通过参加科室业务小讲课、教学查房,在实践中学习,在学习中实践。③轮转期间的院级培训:主要是对轮转期间的护士进行医院层面的集中理论授课和技能培训,目的是巩固学校学习的知识,补充临床新的进展。

N1 级护士培训主要包括科室培训和院级培训。N1 级护士第一年需轮转一个急危重症科室及一个自选科室,每个科室六个月,培训内容主要为危重症患者护理及自选科室的专科护理基础理论和技能。N1 级护士第二年定科后,需在科室各岗位学习工作流程及岗位职责,科室制订轮岗计划及本科室常见疾病护理常规培训计划。科室培训仍采用一对一带教的形式,通过参加科室业务小讲课、教学查房的方式进行。院级培训同 N0 级护士。

N2~N4 级护士培训为亚专业培训阶段,培训主要包括科室培训、亚专业小组培训、院级培训。此外,医院还根据不同专科的发展需求,为 N2~N4 级护士提供外出进修、参观、学习、会议交流、深造的机会,加强与发达地区、城市、国家之间的交流,学习先进临床护理、管理知识等。

N2 级护士的科室培训内容主要为专科基础知识与技能,通过实践训练、主讲业务小讲课或教学查房的方式进行。亚专业培训内容包括专科基础知识、专科基础技能、专科常见疾病护理常规,专科危重症患者的病情观察与护理,专科新理论、新技术、新业务等,主要通过参加亚专业小组业务查房、案例讨论和理论授课的方式进行。院级培训主要为危重患者的护理与抢救。

N3 级护士的科室培训内容主要为专科危重症患者的病情观察与护理,通过实践训练、主持科室业务小讲课或教学查房的方式进行。亚专业培训内容包括专科危重症患者的病情观察与护理,专科新理论、新技术、新业务等,主要通过主讲亚专业小组业务查房、参加案例讨论和理论授课的方式进行。院级操作培训主要为组织危重患者的护理与抢救。

N4 级护士的科室培训内容主要为专科新理论、新技术、新业务临床实践,通过实践训练的方式进行。亚专业培训内容包括专科危重症患者的病情观察与护理,专科新理论、新技术、新业务等,主要通过主持案例讨论和理论授课的方式进行。

N5 级护士不再进行专项培训,而是采取以教促学的方式不断提高;也就是说,上述的各类培训以及考核由 N5 级护士主导进行。

总之,分层培训就是在护士分层的基础上,按需设置培训目标和内容,形成有进阶规则的分层培训模式,同时打造多元化的学习平台,采取灵活多样的培训方式,达到吸引护士积极参与培训以及提高培训效果的目的。

三、分层培训考核——有的放矢

同一项操作,不同的考核

王护士和刘护士都是普外一科的护士,王护士是 N2 级护士,刘护士是 N1 级护士。

> 王护士："刘儿,你们上个月操作是不是考了心电监护,有没有操作标准给我看看,我们这个月要考。"
>
> 刘护士："王老师,有倒是有,可是给你也没什么用啊。咱们现在分层考核,培训中心的老师说了,虽然都是心电监护,可我们考的是操作和简单的心电图,你们考的是案例。"
>
> 王护士："噢,那我要再好好看看最近遇到的几个病例。"

培训考核是评价和提高护士在职培训效果的主要方法,也是护士分层培训的重要组成部分。甘肃省人民医院在制订护士分级管理办法时,明确规定了各层级护士的年度考核计划,其中培训考核主要包括理论考核、技能考核和实践能力考核、参与培训考核四个部分,通过院级考核、亚专业小组考核、科室考核三个层面进行,具体见表3-3。

表3-3 护士分层培训考核内容

层级	考核级别	理论考核	技能考核	实践能力	参与培训
N0	院级	每2个月1次	每2个月1次		①院级培训每年至少参加2次 ②低层级培训每年至少参加6次
	科室	每月1次	每月1次	每月1次	全部参加
N1	院级	每3个月1次	每3个月1次		①院级培训每年至少参加2次 ②低层级培训每年至少参加4次
	科室	每月1次	每月1次	每月1次	每年至少参加6次
N2	院级	每4个月1次	每4个月1次	①科室业务小讲课每3个月1次 ②科室教学查房每年2次	每年至少参加2次
	亚专业				每年至少参加4次

续表

层级	考核级别	理论考核	技能考核	实践能力	参与培训
N2	科室	每3个月1次	每3个月1次	每3个月1次	每年至少参加4次
N3	院级	每6个月1次	每6个月1次	①主持科室教学查房每年2次 ②主讲亚专业小组业务查房1次	每年至少参加2次
	亚专业				每年至少参加2次
	科室			每4个月1次	
N4	院级	每6个月1次	每6个月1次	①主持亚专业案例讨论1次 ②完成流程改造1项 ③开展新技术/新业务1项	每年至少参加1次
	亚专业				每年至少参加1次
	科室			每6个月1次	
N5				①主讲院级培训应每年至少1次 ②申请继续教育项目每年1项 ③发表科研论文每年1篇	

如表3-3所示,随着层级的增高,护士所需掌握的知识、技能也随之增多,但培训和考核频次越来越少,主要是因为简单的培训和考核形式已经不能满足需求,因此高层级护士的考核逐渐向实践能力考核倾斜。

在理论考核方面,N0、N1级的考核内容由医院统一制订,主要为基础理论、基础知识;N2、N3级的考核内容由亚专业小组制订,医院审核合格后,由医院组织考核,主要内容为理论培训内容;N4级的考核内容由N5级护士制订,医院审核合格后,由医院组织考核,主要内容为理论培训内容,表3-4是甘肃省人民医院某年度各层级理论考核安排。

表3-4 某年度各层级理论考核安排

层级	考核时间	考核内容	试题来源
N0 级	8 月	①护士工作与法律； ②医疗机构从业人员行为规范； ③医学伦理道德； ④医院感染学基本知识； ⑤手、皮肤的清洁与消毒； ⑥职业防护； ⑦护理核心制度（一）	培训中心
	11 月	①静脉输液与输血； ②冷、热疗法； ③患者疼痛管理； ④用药护理； ⑤标本采集； ⑥病情观察； ⑦护理核心制度（二）	
	1 月	①老年护理； ②中医护理； ③营养与饮食； ④心理护理； ⑤护患沟通	
	3 月	内科护理常规	
	4 月	外科护理常规	
	6 月	本年度低层级培训内容及考核内容	
N1 级	9 月	①传染病患者的护理； ②水电解质、酸碱、代谢失调患者的护理； ③理化因素所致疾患患者的护理； ④外科休克患者的护理； ⑤外科营养支持患者的护理	培训中心
	3 月	①呼吸系统疾病患者的护理； ②消化系统疾病患者的护理； ③危重患者护理	

层级	考核时间	考核内容	试题来源
N1 级	5 月	①循环系统疾病患者的护理； ②神经系统疾病患者的护理； ③急诊、急救护理知识与技术	培训中心
N2 级	10 月	①综合知识与技能； ②教育与咨询相关理论与知识	培训中心
	2 月	①专科基础知识； ②专科基础技能； ③专科常见疾病护理常规； ④专科危重患者的病情观察与护理； ⑤专科新理论、新技术、新业务	亚专业小组
N3 级	11 月	①综合知识与技能； ②护理管理相关理论与知识	培训中心
	4 月	①专科危重症患者的病情观察与护理； ②专科新理论、新技术、新业务	亚专业小组
N4 级	6 月	①专科实践能力； ②护理研究相关理论与知识	N5 级护士

在技能考核方面，除了不同层级护士技能考核的重点不一样，如 N0 级侧重于基础护理操作包括口腔护理、翻身叩背、心肺复苏术、静脉输液等，而 N2 级护士侧重专科护理包括吸痰护理、心电监护等。即便是相同的操作不同层级的护士采用不同的考核方式，如心电监护仪的使用，N0 级护士侧重操作本身，N1 级护士则会加入相关的心电图知识，N2 级护士将以案例的形式进行多人合作性考试。表 3-5 是甘肃省人民医院某年度各层级技能考核安排。

表 3-5 某年度各层级技能考核安排

层级	考核时间	考核内容	考核方式
N0 级	下半年：8~11 月	①口腔护理； ②静脉采血； ③心肺复苏术；	抽考 4 项

续表

层级	考核时间	考核内容	考核方式
N0 级	下半年:8~11 月	④无菌技术; ⑤静脉输液	抽考 4 项
	上半年:1~6 月	①清洁灌肠; ②心电监护(简单案例); ③心肺复苏术	抽考 2 项
N1 级	下半年:8~11 月	①吸痰护理; ②心肺复苏术(案例); ③无菌技术	抽考 1 项
	上半年:1~6 月	①心电监护(案例); ②留置针穿刺术; ③除颤仪的使用	抽考 2 项
N2 级	9 月	参与心肺复苏(综合案例)	案例
	3 月	除颤仪的使用(案例)	
N3 级	10 月	组织心肺复苏(综合案例)	案例
	4 月	心电监护(案例)	
N4 级	5 月	组织心肺复苏(综合案例)	案例

在实践能力考核方面,科室根据层级要求定期对护士进行综合考评。N2~N5 级护士按要求进行业务小讲课、教学查房、业务查房、案例讨论等活动,科室/亚专业小组进行记录并评价。流程改造、新技术/新业务需提交申请,护理部组织专家进行审核。

参加培训部分,护理部每年 8 月公布本年度培训计划,院级培训组织开展 6 次,低层级培训组织开展 6 次,亚专业培训每个专业小组每年组织开展 6 次。护理部提前 1 个月通知培训具体时间、地点,各层级护士根据需求进行预约。培训结束后,组织随堂考试。

分层培训考核在不同层级中采取了不同的考核形式、频次、内容,对于高层级护士的考核不再是简单的知识点而是变成临床案例或者实践成果。在对高层护士考核的同时也为低层级护士提供了师资来源,例如 N2 级护士可以成为实习生或者是见习生的带教,在指导学生的同时也考核了该层级护士的实践能力。

四、分层培训成效——事半功倍

因 材 施 教

有一次,孔子讲完课,回到自己的书房,学生公西华给他端上一杯水。这时,子路匆匆走进来,大声向老师讨教:"先生,如果我听到一种正确的主张,可以立刻去做吗?"孔子看了子路一眼,慢条斯理地说:"总要问一下父亲和兄长吧,怎么能听到就去做呢?"

子路刚出去,另一个学生冉有悄悄走到孔子面前,恭敬地问:"先生,我要是听到正确的主张应该立刻去做吗?"孔子马上回答:"对,应该立刻实行。"

冉有走后,公西华奇怪地问:"先生,一样的问题你的回答怎么相反呢?"孔子笑了笑说:"冉有性格谦逊,办事犹豫不决,所以我鼓励他临事果断。但子路逞强好胜,办事不周全,所以我就劝他遇事多听取别人意见,三思而行。"

孔子的教学事例表明教无定法,因材施教效果会更好。《论语·庸也》中也说,"中人以上,可以语上也;中人以下,不可以语上也"。分层培训就是打破平台式培训的教育困境,构建更好的培训模式。相比平台式培训,分层级培训有以下优势。

第一,培训具有针对性。平台式培训以培训者为中心,考虑的是培训者想给护士什么,容易形成接受培训的护士"削足适履"的尴尬局面。平台式培训存在以下问题:首先,培训者按照自己的判断来确定培训课程,导致培训内容不一定是护士所需要的,造成了教育资源的浪费。其次,培训者设置培训内容时考虑或者调查了护士的需求,但实际上培训内容只有一部分护士需要,而另一部分护士不需要。例如科研的课程,指导护士如何在临床实践中发现科研问题是非常有意义的课程,但对于新入职护士而言临床实践仍很陌生,更不要提科研在临床中的应用了。再次,即便培训者设置的内容所有护士都需要,但由于护士的基础水平差异较大,无法设置一个合理的内容深度。

分层培训以护士为中心,考虑的是护士需要什么或想要什么,让护士参与课程设置,达到了"斗榫合缝"的良好状态。分层培训的内容设置结合各层级护士的核心能力需求、岗位工作需求、护士自身发展需求,因此更具有针对性,更能提高护士的积极性,使护士通过培训能够更好地满足岗位需求并不断地促进能力提升(图3-2)。

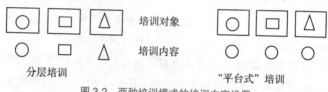

图 3-2　两种培训模式的培训内容设置

第二,培训具有完整性。"平台式"培训模式采用的是"碎片化"的教育,管理者将所有护士作为接受培训的主体制订培训内容,看似形成了一个完整的培训方案,但落实到某一个人身上就成了知识碎片,无法整合到一起。例如,平台式培训形成了包括临床能力、专业发展、管理等多个维度的完整课程,但这个完整是针对整个群体或课程而言的,对于新入职的人员有可能缺失基础知识、基础技能的培训与强化,因此并不完整。而分层级培训采用的是"拼图式"的教育,有整体的思路培训内容蓝本,如核心能力、岗位职责等。如前面讲述的甘肃省人民医院 N0 级的岗位职责,将岗位职责内容分解成几个模块,再在这些模块的基础上细化,就形成了 N0 级护士培训的主要内容。

第三,培训具有连贯性。在分层培训模式中,培训内容像拾级而上的台阶,随着层级不断升高,培训知识的广度和深度也不断提升,护士不断晋级,由新入职护士逐级成长为临床护理专家或护理管理者。例如,危重患者抢救方面的培训内容,随着级别的提升由配合抢救到单独抢救再到组织抢救乃至于组织专科危重患者抢救,培训内容在前一级别的基础上逐渐丰富内涵并提高难度。

第四,培训具有可持续改进性。分层培训的内容可以由护理部和护士共同参与制订,同时除了由培训者考核被培训者的学习效果外,还可以由被培训者评价培训内容,做到双向反馈,不断对培训内容进行改进。平台式培训没有对受培训者加以分类,受培训者本身在知识基础、工作经验等方面就存在较大的差异,所以反馈的结果就存在偏差,持续改进工作最终变成了众口难调的难题。

甘肃省人民医院将平台式培训模式转变为分层培训模式后,经过为期几年的实践,取得了显著的效果。

首先,分层培训提高了护士参加培训的积极性。以往护士参加培训都是迫于护理部的要求,态度比较消极。分层培训将培训考核纳入晋级管理体系,而层级又直接关系到护士的绩效发放、职业发展等,因此护士参与培训的积极性明显提高。

其次,分层培训化被动接受为主动学习,提高了护士的满意度。平台式培训中护士被动接受培训内容,而分层培训内容更加注重征集各层级护士的意见,护士不仅是培训对象,也是培训的策划者。

再次,分层培训的实效性增强。分层培训内容是护士自身需求的,能够解决临床问题的,因此护士的学习热情明显提高,学习的效果较好。

最后,分层培训提高了护士工作能力和水平,进而提升了护理质量。分层培训通过不断拓展护士的知识领域、不断提升护士的专业素质,使其能够更好地服务大众、解决患者的护理问题,最终提高公众健康水平、提高患者满意度。

五、管理小贴士

(一)院级培训的时间选择弹性

在护理工作中,大部分护士都要倒班、上夜班,因此举行院级培训时很有可能遇到想参加培训的护士正在上班无法参加,或者是下夜班护士虽然参加了培训但精神状态不佳。为了避免这种情况,甘肃省人民医院实行"一课两讲/三讲"的形式,即同一门课程同一天不同时间点进行两次或三次,这样护士可以根据自己的时间自由选择。

（二）院级培训的内容选择弹性

在分级培训过程中，仍有可能存在护士不需要或不感兴趣的培训内容，因此甘肃省人民医院每年开设 10 次院级培训，不同层级护士选修够本层级要求的培训次数即可，护士可以选择自己感兴趣的或者需要的课程学习。

（三）培训效果的质量控制

为了保证护士接受的基础技能培训能够应用到临床，或者为了保证各亚专业小组的培训达到应有的效果，护理部每个月组织抽查 5 个临床护理单元对某一级别的护士进行现场考核，并将考核结果纳入绩效考核中。

（四）长期休假返岗护士的培训

一年内，因各种原因（产假除外）脱离原工作岗位，累计休假三个月及以上的护士在返岗工作前需进行培训。护士在返岗前需向护理部提交返岗申请，由护理部根据《甘肃省人民医院护士岗位管理办法》及所申请科室护士岗位情况，对所提交的返岗申请进行审核，决定具体岗位。根据科室岗位设置，由科室从基本制度、急救技术、专科技术操作、应急能力、沟通技巧、服务态度和工作纪律等方面制订具体培训计划，并组织实施。根据离岗时间、科室工作性质及培训效果决定培训时间，但不得少于一个月。培训结束后，由科室组织考核，考核合格（80 分以上）后方能上岗，考核不合格（80 分以下）则延长培训时间直至考核合格后才能上岗。

（丁兆红　佘东立）

第四章
科室定岗

一、岗位管理——责任制整体护理的抓手

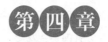 管理案例

流水线上的患者

8-4班护士小王给一位"支气管扩张"咯血患者进行输液时，患者询问小王："听李医生说，今天输的止血药停医嘱了，好像要打一剂止血针，不知什么时候打？"小王淡淡地说了一句："我是专门输液的，一会儿上治疗班的小张会为您注射。"小王输完液体后转身离去。

患者觉得护士都说让自己等，有人会专门来注射，应该没啥大问题，再考虑到小王要给很多患者输液体，再没好意思去打扰她。几个小时后，家属急忙跑过来说，患者又有少量咯血。

在为患者紧急处理止血的过程中，医生了解到，需要注射的止血针到目前为止还未给患者使用，立即改为静脉输入止血药物。虽然经过补救处理，患者转危为安，但患者住院时间延长了5天，住院费用也增加了不少。

以上案例是典型的功能制护理模式，它是一种以"疾病为中心"的护理模式，该模式沿用了企业流水作业的管理方法，工作效率较高，在一定时期发挥了积极的作用；但随着生物医学模式向社会医学模式转变，功能制护理模式逐渐暴露出不足之处。

第一，从护理工作本身来讲，由于患者的护理由多人合作完成，护理质

量容易受到影响。功能制护理模式下,护士以工作任务为中心,使患者成为各个任务节点上的工作对象;患者成为了"流水线上"的一个待完成的"产品";各节点上的护士更注重完成自己的任务,而对其他环节既不关心也不熟悉。简言之,就是各管各的事,输液的不管治疗,打针的不管发药,缺乏对患者整体的病情观察以及系统的护理,因而对患者的病情发展变化掌握不充分,缺乏对患者治疗和护理的系统管理。

第二,从护士角度来讲,功能制护理模式不利于护士个人专业发展与成长。护士只简单地执行医嘱,机械性和重复性地完成分工任务,不利于发挥主观能动性和创造性,易产生疲劳、厌烦情绪;由于过于强调重复性的操作,致使护士更新知识的动力不足,而原有的专业理论又得不到很好的发挥,造成自身成就感、工作满意度低等现象;同时也不利于凝聚护理团队的集体力量,护士既缺乏责任感也缺乏成就感。

第三,从患者角度来讲,功能制护理模式下患者缺乏安全感和归属感。医护人员只关注到了患者的疾病,忽略了患者作为整体的人的需求;患者就像是生产线上的一个作业对象,有问题不知道找谁,因而缺乏归属感,造成患者满意度降低。现代整体护理的观点认为,人是一个有机整体,在医疗服务过程中要体现以人为本,满足患者身体、心理、精神、社会、文化等方面的需要。因此,我们应该把患者视为一个整体,即把疾病与患者视为一个整体;把生物学的患者与社会及其生存的外环境视为一个整体;把患者从入院到出院视为一个连续的整体,要保证患者从入院到出院的护理不间断,实现全面的、整体的、身心两方面的照护。

反之,责任制整体护理模式是以患者为中心,每位护士负责一定数量的患者,由责任护士对患者的身心健康实施有计划、有目的的整体护理,为患者提供全面、连续、全程、人性化的护理服务。具体来说这种护理模式有以下优点:

第一,护理工作系统、连续,能提高护理质量。责任制整体护理模式要求护士全面掌握患者病情,进行整体评估,负责其所分管患者的所有护理工作,包括生活照顾、病情观察、治疗护理、康复指导、健康教育等,从而提高了护理质量。

第二,能提高患者满意度。责任制整体护理模式不仅仅把患者视为患

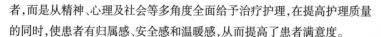

者,而是从精神、心理及社会等多角度全面给予治疗护理,在提高护理质量的同时,使患者有归属感、安全感和温暖感,从而提高了患者满意度。

第三,能提高护士职业素养和促进护理学科发展。责任制整体护理模式要求护士不仅要学习疾病护理常规,更要注重其他专业领域知识技能的学习,具备社会学、心理学、营养学等多学科完善的知识体系,进而在评判性思维指导下将这些多学科知识综合运用在为患者提供个体化的护理服务过程中。这一过程将激发护士学习的主动性与工作的创造性,体现护士的价值,既能提高护理团队的整体护理能力,又满足护士个人发展需求,从而有利于护理队伍的建设和护理学科的发展。

为了进一步发挥责任制护理的优势,卫生部于 2010 年在全国范围内开展了优质护理服务工程,提出改革护理服务模式,即实行责任制整体护理服务模式。而责任制整体护理服务模式的有效实施,必须要打破功能制护理模式,重新进行岗位设置。科学合理的护理岗位设置不仅可以提高护理质量,保证患者安全,而且有利于护理管理科学、高效地执行。在科室定岗前要进行岗位梳理,最终设置的岗位为完成护理的目标和任务所服务;在进行护理岗位设置时应按照"科学管理、按需设岗、岗不虚设、公开招聘、平等竞争、择优聘任"的原则,真正做到人、事、岗三者匹配。在科学设岗的过程中,医院建立了专门的工作机构和工作机制,便于工作的开展。

第一,在护理部层面成立了由主管护理院长、护理部主任、大科护士长以及资深护理专家组成的岗位管理工作组,其职责是统筹部署、组织实施以及后续管理等一系列岗位管理有关的工作。具体来说其工作职责是界定护理工作范畴和内容;确定岗位名称;确定岗位任职资格;撰写岗位说明书;并负责后期按级上岗、绩效管理等。

第二,为了广泛收集与岗位管理有关的意见和建议,每个护理单元相应成立了岗位管理小组,由护士长、资深护士以及护士代表组成,其职责是进行岗位梳理,实施前期负责给护理部层面的岗位管理工作组成员提供岗位管理相关的内容和信息,实施后期负责护理单元内的按级上岗和绩效考核等。确定了战略方向,有了强有力的执行团队,下面以临床护理单元、特殊护理单元以及特殊岗位为例说明护理单元设岗的原则和操作过程。

二、临床岗位设置——以患者为中心

心电图护士?

　　心内科现有护士 16 名,床位 40 张,床位使用率 100% 左右。张护士长感觉人手紧张,向护理部申请新增 1 名护士给护理单元。而此时,正赶上护理部进行岗位设置与管理改革,护理部王主任了解后得知,心内科要求配备的那名护士是专门用来采集心电图的。

　　王主任给张护士长讲解了进行岗位设置的目的及意义,张护士长明白道理后对本护理单元的护士和岗位重新进行了梳理和安排,将做心电图的工作交给了责任护士。其后王主任进行调查时发现心内科护理工作有条不紊且保质保量地进行着,护理部主任、护士长及护士都感到非常满意。

(一)确定岗位名称及内涵

　　护士岗位管理是实现护士由身份管理向岗位管理转变的必经过程,也是规范和深化医院收入分配制度改革,推行绩效考核的前提和重要基础,对于调动护士的积极性和创造性,促进护理管理的科学发展具有重要意义。护理单元定岗的第一要素为岗位梳理和岗位设置,护理部对临床护理单元进行岗位设置时要从以下几方面着手。

　　第一,要厘清、界定护理工作范畴和内容。岗位管理工作组进行讨论,清理掉与护理工作无关的工作内容,如药品、标本配送,人员陪检等辅助工作,并交由专门的人员负责,这样既可以让护士有更多的时间专门从事护理专业工作,最大程度地发挥每位护士的专业作用,而且可以有效节约人力成本。

　　第二,确定岗位名称,合理分配工作任务。确定每个岗位的工作职责,护理部层面岗位管理工作组要分层次、分批次召开调研会议,认真进行岗位分析、评价,将全院各临床护理单元岗位统一命名。经过上下反复多次酝酿,将临床护理单元岗位确定为:护士长岗位、总务护士岗位、办公护士岗位、责任组长岗位、责任护士岗位、助理护士岗位。

第三,按照岗位特点合并或重组工作职责、梳理工作流程,使每一个岗位的工作负荷相对均衡,从而做到岗不虚设,达到节约护理人力、提高护理质量的目的。如上述案例中的心电图护士岗位,在岗位梳理的过程中把心电图工作划分到责任护士岗位,增加了责任护士观察、了解患者病情的机会,更有利于责任护士作用的发挥,使其在做心电图的过程中及时发现患者的心电图异常及病情变化。

第四,确定岗位任职资格。明确的岗位职责及任职资格可以使任职者明确工作任务,强化职责意识,有利于人事匹配,同时还可为编制岗位说明书、规范操作流程、制订岗位绩效考核指标等提供客观依据,从而提高工作效率。因此,岗位任职资格的确定是合理安排岗位、实施按级上岗的前提条件。岗位管理工作组通过文献查阅、现场调研、反复讨论以及结合本院护理工作实际情况,确定了各岗位的任职资格标准,包括护士级别、专业经验、素质要求、知识技能、行为标准等。

第五,制订岗位说明书。在前述工作基础上,广泛征求各护理单元岗位管理小组成员的意见,护理部岗位管理工作组反复讨论,制订形成各岗位的岗位说明书。岗位说明书包括基本信息、工作概述、工作职责及任职资格四个部分。制订岗位说明书的关键点在于:在医院层面上,每个岗位的工作职责是统一的。如:全院临床护理单元的所有责任组长岗位,其工作职责均是统一的。下文是临床护理单元责任组长的岗位说明书,供参考借鉴(其他岗位的岗位说明书见附录)。

管理范例

临床护理单元责任组长岗位说明书

(一)岗位基本信息

1. 工作地点　某病区。

2. 工作性质　临床护理、护理管理。

3. 工作时间　A班(7:30am~15:30pm);P班(15:30pm~22:30pm);

N 班(22:30pm~8:30am);D 班(8:00am~12:00pm;14:30pm~17:30pm)。

4. 直属上级 某病区护士长。

(二)工作概述

负责所管患者的治疗护理;全面负责本组护理质量控制和改进,参与、指导疑难危重患者护理。

(三)工作职责

1. 在护士长的指导下,全面负责本组患者责任制整体护理工作的开展。

2. 每日根据患者病情、工作内容合理安排本组责任护理工作,分管到床,体现能级对应、合理有效、满足患者对护理工作的需求。

3. 指导本组责任护士所负责患者的病情观察、基础护理、专科护理等常规工作,并履行责任护士各班次的岗位职责及流程。

4. 指导并参与本组危重、技术难度大、或高风险护理患者的抢救和护理工作。

5. 组织并参加晨间护理、床旁交接班及查房评估,并掌握本组患者的情况,检查指导基础护理、诊疗措施、健康教育的落实情况。

6. 参与本组医生查房,及时与护士长、患者、医生沟通,负责全面协调本组患者的治疗和护理工作的开展,确保及时、有效。

7. 协助护士长做好本组护理质量控制和改进工作,负责本组护理质量管理,随时进行督导检查,发现问题及时改进,修改完善护理工作流程。

8. 组织本组业务查房、护理教学查房、危重患者护理会诊和护理个案讨论。

9. 检查落实每周重点工作。

10. 承担进修生、实习生带教工作,组织小讲课、教学查房。

(四)任职资格

1. 身体健康,有良好的职业道德及个人修养。

2. N3 级及以上护士。

那么,全院统一进行岗位设置,并统一岗位名称、工作职责、绩效系数等,有哪些积极的意义呢?

首先,临床护理单元设置统一的岗位名称,便于护理部统筹管理,在根源上避免功能制护理的可能性,如上述案例中的"心电图护士"就不会再出现在信息系统的排班表中,也就不会再出现在某个护理单元的具体工作中。做心电图不只是护士的一个"作业",而是责任护士了解病情、观察病情以及与患者之间进行交流沟通的好机会,有效规避了护理差错风险,从而提高了护理质量以及提高患者满意度,发挥了责任制整体护理模式应有的作用。

其次,岗位统一最大的优势在于护理管理者可以做到同一类别护理单元之间护士的横向交流,能够提高管理效率,并增加医护人员的工作满意度,减少护患纠纷。由于相同类别的临床护理单元各个岗位职责明确、统一,护理部可以根据每个护理单元的情况,做到根据工作量和护士的休假情况及时将护士在各护理单元之间进行动态调配,保证突发事件及特殊情况下的护理人力紧急调配。如冬季是呼吸道疾病的高发期,呼吸科患者短期内急剧上升,而消化科患者相对少,由于内科系统每个岗位每个班次的工作职责相同,此时护理部可以直接将消化科的护士调派到呼吸科。

再次,一旦统一了岗位职责,就能在医院层面确定每一个岗位的绩效系数,用绩效作为杠杆有力地支撑整体的管理,强化岗位管理的作用。本部分将在第六章详述。

(二)确定各护理单元护士数量

临床护理单元各岗位的名称统一后,需要考虑以下三个层面的问题:第一个层面是护理单元护士的整体数量配置问题;第二个层面是每一类岗位护士的数量配置问题;第三个层面是每一类岗位不同层级护士的配置比例问题。总体来说,这个数量的确定既不能太少,以免影响临床护理质量;也不能太多,以免造成护理人力资源的浪费。那么,究竟应该如何计算呢?是所有护理单元用一个标准,还是要区别对待呢?

为了解决这一问题,首先要根据患者数量、病情轻重程度、护理风险大小等要素对护理单元的等级护理级别进行划分,然后根据其级别确定护理单元护士配置数量。岗位管理工作组按照以下程序对医院所有护理单元进行了等级护理级别的划分。第一,在查阅国内外资料的基础上,结合各护理单元收治的病种情况,初步对各护理单元等级护理的级别进行了划分,形成了专家咨询问卷;第二,采用德尔菲法,请医院资深护理专家和护理管理者进行了专家咨询;最后,对全院护士长征求意见,最终将医院所有临床护理单元确定分为三类六级。

以甘肃省人民医院为例,根据医院实际情况把所有的临床护理单元分为三类六级,分别是一类、二类和三类,每一类别中又分为 A、B 两级。然后根据上述护理单元护士数量配置的原则对不同类别护理单元进行护士数量配置。

(1)三类护理单元是基准护理单元,主要包括普通内外科护理单元,如内分泌科、消化科、骨科等,这类护理单元的护理工作量相对较小,收治的患者病情相对较轻,因此,每一岗位所需护士数量也应该较少。现以内分泌科为例介绍所需护士数量的计算过程:内分泌科有开放床位 45 张,患者周转率较慢,因此设置 1 名办公护士岗位即可完成办理患者出入院手续、处理医嘱等工作;设置 1 名总务护士岗位即可保证后勤服务工作;周末不设置办公护士和总务护士岗位(其工作职责由责任护士替代);根据优质护理服务评价细则——每位责任护士分管患者不超过 8 名的要求,每天设置 6 名白班责任护士和 2 名夜班责任护士;每名护士每周休息 2 天;计算得到该科室所需责任护士 11 名;再加 1 名护士长进行病房管理,共需要 14 名护士。

(2)二类护理单元是指相对于三类护理单元来说,护理工作量较大,收治的患者病情相对较重,护理风险较大的护理单元,如心内科、血液科、产科等。这类护理单元在设置责任护士数量时应充分考虑工作风险与技术要求等因素增加责任护士数量。此类护理单元每位责任护士分管床位不超过 6 名以保证患者安全;同时应考虑特殊护理单元的特殊需求,如产科患者住院时间短,床位周转率快,可将办公护士岗位增加为 2 名等。

(3)一类护理单元是指护理工作量最大、收治患者病情最重,护理风险最大的护理单元,如 ICU,NICU,CCU,急诊科抢救室等。此类护理单元定岗时要考虑患者对护理工作需求多,技术要求高等要素。为保证患者的护理安全,责任护士岗位数量和责任组长岗位数量应多于二类和三类护理单元。如 ICU 有床位 12 张,根据《优质护理服务评价细则(2014 版)》,ICU 护士与床位的配置要求为每张床位配置 3 名护士,结合本院 ICU 每年收治的患者数量大约为 1 000 例(说明床位使用率高,没有闲置床位),每 2 张床位配置 1 名责任组长岗位。因此,需要责任组长 6 名,责任护士 30 名,再加 1 名护士长,1 名总务护士,1 名办公护士,2 名助理护士岗位,合计共需要护士 41 名。

(三) 确定不同护理单元各层级护士的配置比例

上面讲述了不同类别护理单元护士总数及各个岗位护士数量的配置过程,但配置护士时不仅要有数量要求,而且还要有质量要求,也就是说,按照不同护理单元类别、不同岗位要求为其配置不同层级比例的护士。

不同类别护理单元收治患者的病情轻重程度不一、护理难易程度不一;因此,不同类别护理单元即使是同一岗位对护士的资质要求也可能不同。对护士资质要求相同的护理岗位,如总务岗位和办公岗位,因其工作内容在一类护理单元和三类护理单元中基本相同,一般不会涉及参与管理患者,因此对护士的级别不做硬性要求,N1 级护士就可以胜任。但责任组长岗位和责任护士岗位在一类护理单元和三类护理单元中,对护士的级别要求就不同了。因在三类护理单元,收治的患者病情相对较轻,参与护理危重患者、抢救患者的机会较少,因此,N1 级及以上的护士就可以承担责任护士岗位;但在一类护理单元,收治的大多数是急危重症患者,复杂、疑难的护理操作也相应多,只有级别较高的护士才能胜任一些复杂的护理操作,如气管插管护理、中心静脉压监测等,因此,在此类护理单元,责任护士岗位和责任组长岗位应该是 N3 级及以上的护士才能胜任。目前医院三类六级临床护理单元配置不同层级护士的比例,见表 4-1。

表 4-1 三类六级护理单元各层级护士配置比例

护理单元类别	护士比例(%)				
	N0	N1	N2	N3	N4
一类					
A 级:ICU NICU CCU 急诊科	10	10	30	30	20

续表

护理单元类别	护士比例（%）	N0	N1	N2	N3	N4
B 级：儿科 神经外科 心外科 烧伤科		10	20	30	25	15
二类						
A 级：心内科 呼吸科 胸外科		10	20	35	20	15
B 级：普外科 消化科 产科 血液科		10	20	40	20	10
三类						
A 级：神经内科 骨科 泌尿科 妇科 耳鼻喉科		5	25	40	15	10
B 级：内分泌科 眼科 风湿科 放疗科		0	35	40	15	10

（四）确定不同岗位护士的配置数量

医院给护理单元配置了一定的护士数量和不同层级比例的护士后，护理单元怎样把这些护士合理分配到各个岗位上呢？（具体内容见"第五章 按级上岗"）在这里以三类护理单元中的内分泌科为例简单介绍如下，见表4-2。

表 4-2 内分泌科不同岗位配置不同层级护士的数量

护士级别	护士长	总务护士	办公护士	责任组长	责任护士	助理护士	合计
N0							
N1		1	1		3		5
N2					6		6
N3				2			2
N4	1						1
N5							
合计	1	1	1	2	9		14

备注：N2级护士既可以承担责任护士岗位，又可以承担办公岗位和总务岗位

最后，临床护理单元确定护士数量时，要考虑内部和外部环境变化引起的人员变动，如前面讲到内分泌科总共需要 14 名护士，这是在能保证每

位护士到岗情况下的理想状态。但临床护士以女性为主，怀孕生子休产假、病事假在所难免，加之国家二孩政策的开放更增加了护士休假的概率；此外，需根据科室性质储备参与应急任务的护士从而应对地震、疫情等突发公共事件。因此，在测算岗位数量时应留有余地，充分考虑以上因素。

　　总之，护理部和护士长要实时、动态评估护理工作量、工作任务以及突发事件等需要，从而确定所需护士数量。每年年初护士长把护理单元需要护士的数量及层级要求上报护理部，护理部汇总后根据临床实际需求招聘护士，科学统筹人力，这样不仅避免了护理人力资源浪费，同时满足了各护理单元临床护理工作的需要，真正体现护理人力资源的动态调配，避免人浮于事，保证突发事件及特殊情况下的护理人力紧急调配。

三、非临床岗位设置——以临床为中心

　　上文谈到了临床护理单元的定岗原则、方法及步骤等，但医院内非临床护理单元如手术室、门诊等部门，其护理工作的性质、内容具有与临床护理单元截然不同的特点，那么这些非临床护理单元的定岗是怎样完成的呢？下面以手术室为例，介绍特殊护理单元的岗位设置过程。

推平车的护士

　　某日，在手术室工作10年的王护士像平常一样去普外科接手术患者。恰好遇上与她私人关系好的马医生，马医生看见她就开玩笑地说："老王啊，每天早上这个时候就能看到你的身影，成了我们科一道美丽的风景线，以后就叫你推平车的护士，怎么样？"王护士虽然有些不悦，但还是随口答应说："好啊！"。

　　此事之后，王护士心中一直闷闷不乐，找护士长要求调换岗位。刚好赶上护士长排班，于是护士长把王护士从接送患者的"外勤班"调换到了其他岗位。对于王护士来说解脱了这一简单的体力劳动，但对于其他护士而言，又成了另外一个推平车的护士而已！

手术室护士的主要工作是配合手术，但接送患者也是手术室的一个不可或缺的工作。由于大家都不愿意在这个岗位，护士长为了公平起见，采用轮流的形式安排此岗位，即：无论年资高低、能力大小，都要定期到这个岗位工作，因此出现了这个称呼"推平车的护士"。然而，这样一来，一方面容易造成护士缺乏工作成就感，另一方面容易造成人力成本的浪费。因此，在进行岗位管理时，要把手术室护理工作范畴和内容重新进行界定和划分，把无需专业技术人员完成的工作剥离出来，交给非专业人员完成。

（一）确定岗位名称及内涵

首先，要厘清、界定手术室护理工作范畴和内容。大家可能会不解地问："手术室的护理工作内容不就是配合医生手术嘛，还会有其他工作内容吗？"其实不然，在实施岗位管理之前，手术室的护理岗位除了常规配合手术的器械护士岗位和巡回护士岗位外，接送患者、外出领物、术后复苏观察等都属于手术室护士的工作范畴，这种技术工作与非技术工作混杂的情况，不仅增加了手术室护理人力成本，还可能导致护士缺乏工作成就感。

甘肃省人民医院在 2010 年成立中央运输部以后，手术室的接送患者等外勤工作移交至中央运输部完成；随后，在 2012 年成立了麻醉恢复室护理单元，这是手术室和普通病房的中转站，专门负责患者术后至返回病房之前麻醉恢复期的安全护理管理，对促进患者苏醒、保障患者安全发挥了重要作用。这两个部门的成立为手术室定岗奠定了基础。在手术室定岗的过程中把这两部分的工作内容划分出去，这样不仅使手术室护士有更多的时间专门从事患者术前评估、手术配合和质量管理相关工作，而且更加促使手术室护理工作向专科化发展。

其次，确定岗位名称。在岗位管理工作组的调研、商榷下，将手术室护理岗位确定为：护士长岗位、总务护士岗位、办公护士岗位、责任组长岗位、责任护士岗位。其中护士长岗位、总务护士岗位和办公护士岗位是每个护理单元必须设立的岗位，其工作内容和性质与临床护理单元基本相同，因此不再做赘述。下面主要就手术室责任组长岗位和责任护士岗位与临床护理单元不同之处进行说明。

随着现代医学技术的飞速进步，外科技术逐渐向着专科化、精准化和复杂化方向发展,手术室亚专科分支不断细化,手术医生逐渐专注于某一专门领域的精细手术操作,由此带来的变化是个性化的技术特征突显,这一变化对手术室护理专业的精准性提出了更高要求。文献表明,以往的全科手术配合模式存在诸多问题,如护士不能专注于某一专科进行深入学习和研究,不能及时更新专科知识,不能掌握各专科手术的发展和变化等;同时,与专科医生之间缺乏密切合作与有效沟通,合作默契度较低,导致配合不规范,甚至延误手术时间,增加患者麻醉时间和手术时间,不仅难以满足各专科细化后对手术配合质量提出的更高要求,降低了医生满意度,也挫伤了护士的工作积极性,降低了护士的工作满意度。

综上所述,以往全科手术配合的管理方式愈来愈无法适应手术专科发展的需要,因此,手术室护士逐渐由通用型转向专业型,并形成了亚专科体系,由某一专科或某一领域的手术护理专家引领各亚专科组走向高度专业化必将成为发展趋势。为了推动手术护理领域的发展,在实施手术室定岗时根据医院手术专科发展的需要设立了10个亚专科学组,分别是颅脑组、眼科组、头颈外科组、心脏组、胸外科组、普外科组、妇科组、骨科组、泌尿外科组、达芬奇机器人手术组。

亚专科学组由组长(责任组长)、固定组员(责任护士)和轮转组员(责任护士)组成,按1:2:3的比例配置组长、固定组员和轮转组员数量,形成正金字塔式的人才梯队,各专科组的组长和固定组员原则上不轮换,这样有利于手术室专科护理队伍的稳定性和学科的深入发展。

最后,撰写岗位说明书。厘清了所需岗位类别后,经岗位管理工作组反复讨论、修订,制订各个岗位说明书。岗位说明书包括基本信息、工作概述、工作职责及任职资格四部分。以下附上手术室责任组长的岗位说明书,供参考借鉴(其他岗位的岗位说明书见附录)。

手术室责任组长岗位说明书

(一)岗位基本信息

1. 工作地点　手术室。

2. 工作性质　临床护理。

3. 工作时间　D班(周一至周五:7:50am~17:00pm;周六、日、节假日:8:00am~17:30pm);N班(周一至周五:17:00pm~8:30am;周六、日、节假日:17:30pm~8:30am)。

4. 直属上级　手术室护士长。

(二) 工作概述

在护士长领导下,全面负责本组护理质量控制和改进;参与、指导重大、疑难、危重患者手术护理,配合手术;负责手术室无菌物品、手术器械的准备、配发、保养、更换、申领等管理工作。

(三) 工作职责

1. 在护士长的指导下,全面负责本组手术患者责任制整体护理工作的开展。

2. 指导本组责任护士所负责患者的常规手术护理、专科手术护理等工作。

3. 履行责任护士各班次的岗位职责及流程。

4. 指导并参与本组危重、技术难度大、或高风险手术患者的抢救和护理工作。

5. 掌握本组手术动态,检查指导基础护理、诊疗措施、健康教育的落实情况。

6. 及时与护士长、患者、医生沟通,负责全面协调本组手术患者的治疗和护理工作的开展,确保及时、有效。

7. 协助护士长做好本组护理质量控制和改进工作,负责本组护理质量管理,随时进行督导检查,发现问题及时改进,修改完善护理工作流程。

8. 组织本组业务查房、护理教学查房、危重患者护理会诊和护理个案讨论。

9. 检查落实每周重点工作。

10. 承担进修生、实习生带教工作,组织小讲课、教学查房。

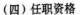

（四）任职资格

1. 身体健康，有良好的职业道德及个人修养。

2. N3 级及以上护士。

（二）确定各岗位护士数量

确定了岗位名称后，每个岗位需要多少护士才能满足工作需要呢？其中总务护士岗位、办公护士岗位的工作内容、性质和量与临床护理单元差别不大，各设置 1 名护士即可完成日常工作。而护士长岗位呢？手术室现有护士 71 名，手术间 20 间，亚专科 10 组，为了提高手术室精细化管理设置了 3 名护士长岗位。其中 1 名是正护士长，负责联系各种业务及护理质量等总体把关，另外 2 名副护士长，分别负责教学科研管理工作和护理质量管理工作。对于以上岗位护士层级的要求同临床护理单元。

在手术室的各岗位中，责任护士是主体，被分配到各个亚专科学组中，各亚专科学组确定护士数量的依据是什么呢？岗位管理小组根据上一年度的各亚专科的手术量、手术级别（4 级手术量所占百分比）以及各亚专学科发展趋势等指标，综合评估后设置每个专科小组护士数量。

以甘肃省人民医院心脏亚专科为例说明各个亚专科所需护士的数量。2011 年，心脏专科手术开展了 100 台次，其中 4 级手术占 40%；2012 年开展了 110 台次，其中 4 级手术占 50%；依据此发展趋势，到 2013 年心脏专科手术将达到 121 台次，其中 4 级手术占比高达 72%。因此，根据 2011年心脏专科组护士的数量、级别以及工作强度的难度确定心脏专科组护士12 名。用同样的方法最终确定了各个亚专科的护士数量，见表 4-3。

表 4-3　手术室护理单元亚专科小组护士数量

专科名称	护士数量（名）
颅脑组	6
眼科组	4
头颈外科组	6

专科名称	护士数量（名）
心脏组	12
胸外科组	6
普外科组	8
妇科组	6
骨科组	6
泌尿外科组	6
达芬奇机器人手术组	6

（三）确定各亚专科学组不同层级护士的比例

各亚专科学组配置了足够的护士数量后,配置什么层级的护士呢?前面已述每个亚专科学组都由组长、固定组员和轮转组员组成。组长由业务能力强、职业素养高而且参与配合该专科手术量大、工作年限长,熟练掌握该专科手术有关知识和技能的 N3 级及以上的护士承担;固定组员是配合该专科手术量较多,对该专科手术配合较为熟悉的 N2 级及以上的护士;轮转组员是入科三年以内,正在各个岗位学习、积累经验的 N1 或 N0 级护士。

以心脏专科组为例,给其配置了 12 名护士,护士长如何安排? 以下附上手术室心脏专科组护士的数量及不同层级比例配置表,见表 4-4。

表 4-4 心脏专科组护士的数量及不同层级比例

护士级别	组长	固定组员	轮转组员	合计
N0			2	2
N1			4	4
N2		4		4
N3	1			1
N4	1			1
合计	2	4	6	12

备注:N5 级护士数量很少,一般从事护理管理,因此没有纳入亚专科组

综上所述，手术室定岗时对手术室岗位进行了梳理，重新界定了手术室护理工作范畴和内容，划分了亚专科学组，收效显著。

第一，节约了护理人力资源。由于有强有力的后勤保障系统支持，承担接送患者、库房领物等外勤工作，同时把术后复苏工作移交到麻醉恢复室，这样不仅大大节约了手术室护理人力资源，而且专业划分更清晰，使手术室护士更能专注并精于专科手术配合工作。

第二，提高了护理质量。在责任护士岗位中，把责任护士分成不同的亚专科学组，设置专科责任组长岗位和责任护士岗位，从年龄结构上老中青搭配，从能力上强弱搭配，形成以亚专科组长为核心，对各亚专科的临床手术配合、质量安全、教学培训、护理科研、物资供应等各方面进行全面管理的管理体系，提高了护理质量。

第三，明确了护士发展方向，体现了护士的价值。手术室亚专科护士岗位管理体系，是以亚专科组长为主导，管理模式的核心是由专科组长负责各专科的临床、教学、科研及物资等方面的全面管理，组长不仅是亚专科护理专家，也是亚专科管理者。专科护士全面协助专科组长的工作。其他非亚专科护士在专科组长及专科护士的共同引领下在各亚专科之间轮转，全面丰富各方面的专业知识和提高手术配合水平。这样，使手术室的每一位护士有了明确的职业发展方向，每个人为之而奋斗，为其找到合适的位置，同时铺设一个成长的阶梯，让其明确成长的路径。

四、特殊岗位设置——以发展为中心

高涨的学习热情

近年来，随着护理学科的迅速发展和国家政策的大力支持，护士职称晋升不再是困难的事情。大型医院很多有学历、有能力的护士晋升到了副高，乃至正高技术职称。

最近，某医院护理部主任听到了几个护士的谈话，引起了她的关注。张老师说:"你看和我们一起分派到医院的李老师,已经晋升上了副高职称,听说人家很会写论文,哎,我什么时候能写出一篇论文啊!"李老师也说:"就是啊,我也想写论文,就是不会写,如果有人教我写论文,我相信我行。知不知道哪里有专门教写论文的班? 我们也报名学习。"

护理部主任陷入了沉思:"怎样帮助这些想学习,而又无学习资源的护士? 是否需要摸底调查护士的科研需求? 要不要建立院内科研写作培训班?"。

某月开护士长例会,护理部主任问护士长们:"如果有人教你们怎样搞科研,写论文,你们愿意参加吗?"没想到大家异口同声地说"这是好事啊,非常愿意! 主任,什么时候开班啊? 每个护理单元有几个名额? ……"

(一)科研护士

1. 岗位需求　多年来,由于护理教育以中专教育为主,导致目前医院部分临床一线的高年资护士学历不高,欠缺科研方面知识,限制了她们在专业方面的深入、高层次发展。正如以上案例中反映出的问题:护士有很高的学习热情,但缺乏学习资源。虽然近年来各大医院大力支持护士攻读硕士研究生,这在一定程度上提高了部分护士的科研能力,并推进了护理学科的发展,但对护士个体而言,难道只有通过读硕士研究生才有能力搞科研吗?

如果在各护理单元设置科研护士岗位,医院内部采用"传帮带教"的方式培养一批科研护士,既传授了科研能力,帮助了护士个人,又能指导护士在临床实践中用科学的方法解决护理问题,促进护理质量的提高,能很好地满足目前临床亟待解决的科研需求。

2. 岗位设置　科研护士的岗位设置遵循"从临床需求出发,以解决临床问题为目的"的原则,通过广泛查阅文献资料、征求各护理单元岗位管理小组成员的意见,护理部岗位管理小组经过反复讨论,最终在每个护理

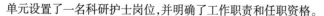

单元设置了一名科研护士岗位,并明确了工作职责和任职资格。

(1)工作职责:岗位工作职责的制订要以岗位性质为基础,制订的职责要为实现岗位目标而服务,从而为组织考核、规范操作行为提供依据。设置科研护士岗位的初衷是促进护士积极进行护理科学研究,从而提高护理质量和促进护理学科建设。因此,科研护士岗位的岗位职责设置应围绕提高科研护士的科研能力、在护士群体中促进护理科学研究、促进科研成果转化以及发现临床问题,进一步提出科学研究等方面进行制订。

(2)任职资格:科研护士岗位非同于其他护理岗位,需要经过正规的高等护理教育,才具备基本科研能力;由于护理科研的素材和灵感来自于临床,临床实践年限对于护理科研十分重要,因此,规定参加工作3年及以上的护士方可申请;最重要的一点,该岗位并不是护士的"饭碗岗位",即护士干好临床护理岗位,不从事护理科研并不影响个人经济收入,且现实中,并不是每个护士都对科研感兴趣,因此,该岗位的护士一定是具有浓厚的科研兴趣,有奉献精神、愿意且执着于护理科研者。

明确了科研护士工作职责和任职资格后,广泛征求了各护理单元岗位管理小组成员的意见,护理部岗位管理小组反复讨论,最终确定形成科研护士岗位的岗位说明书,包括基本信息、工作概述、工作职责及任职资格四个部分。

科研护士岗位说明书

(一)岗位基本信息

1. 工作地点　某病区。

2. 工作性质　从事与护理有关的科学研究。

3. 工作时间　业余时间。

4. 直属上级　某病区护士长。

(二)工作概述

负责护理单元护理团队科研论文撰写的指导以及促进循证护理在临床中的实践。

(三) 工作职责

1. 按时参加培训,完成护理部制订的科研培训计划。

2. 负责或指导本护理单元护理科研相关工作的具体实施,督促其进展。

3. 及时与护士长及护士沟通,指导用科学的方法解决护理问题。

4. 及时上传下达医院科研信息,捕捉护理科研前言理论、方法等,及时传达到护理单元其他护士。

5. 给护理单元其他护士普及科研知识和科研方法,帮助护士申报科研课题及护理成果、指导护士撰写科研文章等。

6. 进行本专业的有关护理研究工作。对护理实践中的问题进行研究,改革不合理的护理方式,如护理方法的发展和创新;并将研究的新成果推广至临床并给予正确评价。

(四) 任职资格

1. 全日制本科及以上学历。

2. 从事临床工作至少 3 年及以上。

3. 学习能力强、有奉献精神、愿意且执着于护理科研者。

4. N1 级及以上护士。

3. 积极意义　科研护士岗位的设置有助于打造科研意识强、科研能力强的护理团队,有利于增强护士个人对科研工作新的认识以及进一步做好护理工作的信心和使命;同时,有助于进一步促进护理理论与临床护理实践的融合,使整体护理质量有质的突破。

第一,提升职业价值,促进个人发展。研究表明,三甲医院护士科研自我效能整体水平较低。因此,通过对"科研护士"进行系统化护理科研知识培训,相互促进,营造良好科研氛围,从而提高护士的护理研究自我效能感和职业价值感。另外,科研护士位能满足护士个人职业发展需要。2011年,护理学科被国务院学位委员会确立为一级学科,这标志着护士有了自己的专业,护士职称晋升有了更多机会。然而护理教育起点低,这在一定程度上限制了大多数护士职称晋升。针对上述限制护士个人发展的瓶颈问题,在医院内针对护士科研需求给予培训和指导,提高其科研思维和能力,从而加强科研产出,为护士职称晋升提供帮助。

第二,提高护理质量,促进学科发展。在护理单元设置科研护士岗位,对科研护士进行全面、系统的科研相关知识和方法培训,提升了护士的科研能力和水平。护士学会了循证、创证、用证的思维方式和方法,提高了护士评判性思维能力,提升了护士在工作中用科学的方法解决问题的能力,为护士在临床护理工作中践行循证护理奠定了基础,从而提高护理质量;同时,科研护士岗位的设置有助于科研护士队伍的成长、壮大,促进护理科研成果高效率、高质量地产出,推动护理学科快速发展。

(二)质控护士

1. 岗位需求　护理质量贯穿于护理服务的各个环节,护理质量管理是护理管理的核心,科学合理的质量控制是提高护理质量的有效手段。在传统观念上,护理质量控制是护士长的工作,与护士无关。毋庸置疑,护士长固然是质控体系的主要责任人,但一个人的力量毕竟是有限的。为了协助护士长监督日常护理工作以及管理病房,最大限度地发挥每位护士的作用,提高护士主人翁态度,进而提高护理质量,护理单元有必要设置质控护士岗位。

2. 岗位设置　质控护士岗位设置遵循"以患者为中心、全员参与、持续改进"的原则,通过广泛查阅文献资料、征求各护理单元岗位管理小组成员的意见,护理部岗位管理工作组经过反复讨论,最终在每个护理单元设置了一名质控护士,并明确了工作职责和任职资格。

(1)工作职责:上文讲到每个护理单元都设置若干名责任组长岗位,其职责是负责所管患者的治疗护理,负责本组护理质量控制和改进。质控护士是负责护理单元护理质量的督查,协助护士长行使管理工作,二者的主要功能相似。因此,质控护士的岗位职责主要是从护理单元整体层面,协助护士长进行质量管理,具体包括检查并督导护理单元的护理质量,参与护理质量的评议及分析,并提出解决方案等。

(2)任职资格:护理质量是衡量医院护理服务水平的重要标志,质控护士在保证护理质量中发挥着重要作用。因此,质控护士岗位应由责任心较强、临床经验较丰富,对护理质量控制较敏感,并熟练掌握护理质量控制内容的护士来承担。由于级别较高的护士更容易具有上述特征,因此,规定为 N3 级及以上的护士承担质控护士岗位。

在前述工作基础上,广泛征求各护理单元岗位管理小组成员的意见,护理部岗位管理工作组反复讨论,确定形成质控护士岗位的岗位说明书,包括基本信息、工作概述、工作职责及任职资格四个部分。详见管理范例。

管理范例

质控护士岗位说明书

(一)岗位基本信息

1. 工作地点 某病区。

2. 工作性质 临床护理、护理管理。

3. 工作时间 8:00am~17:30pm,业余时间。

4. 直属上级 某病区护士长。

(二)工作概述

全面负责护理单元护理质量控制和改进。

(三)工作职责

1. 履行责任护士各班次的岗位职责及流程。

2. 熟悉护理质量标准要求,严格把好护理质量关。

3. 负责护理单元护理质量管理,随时进行督导检查,发现问题及时改进。

4. 检查落实每周重点工作。每周对护理工作(治疗、病区管理、基础护理、危重患者护理、生活护理、健康教育、护理文书等)及服务质量(文明用语、出入院接诊流程、传呼铃接听等)检查,做好护理缺陷管理,发现隐患及时督导并上报护士长。

5. 协助护士长行政查房,参与护理质量的评议、分析、解决。

6. 每月总结护理质控情况,按照 PDCA 管理方法进行护理质量管理,不断优化工作流程,提高护理质量。

（四）任职资格

1. 身体健康，有良好的职业道德及个人修养。

2. N3 级及以上护士。

3. 积极意义　护理单元护理管理工作千头万绪，要高效地做好管理，要充分发挥每个人的特长。现代管理学理论预言家玛丽·帕克·弗莱特曾提出"赋能授权"理论，其理念是在企业管理中，给员工提供更多的参与企业管理的机会，通过赋予权力给其他人，企业领导者不是降低了自己的权力，相反，他们的权力有可能还会得到提升。

正是依据上述管理理论，在护理单元岗位设置时，除了设置保证患者护理需求的刚性护理岗位外，还设置了协助护士长进行护理质量管理的质控护士岗位。质控护士作为护理单元质量管理的重要环节，担任上传下达、落实质控细节工作的任务，在提高护理管理效率、提高护理质量方面发挥着重要的作用。

第一，质控护士参与护理质量管理可发挥资深护士的特长，促进其自我价值实现。质控护士岗位一般是由资历较深、业务能力强、责任心强的高年资护士担任。这些护士担任质控护士岗位，发挥了其业务能力强的优势，协助护士长把关护理质量，增强了护理单元护理管理的力度，更重要的是充分发挥了业务技能和能力强的护士在临床护理工作中的骨干作用，实现职业成就感。

第二，质控护士参与护理质量管理有利于强化护士的参与意识，提高管理水平。护士参与质量控制，改变了质量控制只是护理部、护士长职责的传统观念，使大家认识到质量控制是每个护士的职责，应该落实在每时每刻的工作中，护士才是质量控制的基础。护士在护理单元中参与护理工作质量的检查和管理，增强了护士工作的责任感和价值观，充分调动了工作的积极性和主动性，使护士增强了主人翁意识，既要监督检查他人的工作质量，又要规范自己的护理行为，从而提高护理质量。同时质控护士协助护士长进行各项管理，检查各项护理工作落实情况，及时发现工作中存在的问题和不足，严格把握质量关，可将护理缺陷消灭于萌芽状态，做到防患于未然,达到护理质量持续改进与提高的目的。

(三)教学秘书

1. 岗位需求 临床护理教学是护理专业教学的重要环节,临床教师的素质和教学水平以及教学管理过程等在很大程度上影响护生以后在临床工作中的工作态度、工作质量等,进而影响到护理质量;同时,目前许多三级医院接受进修生、实习生人数均较多,教学工作任务繁重。

因此,基于教学要求高、任务重的带教工作需求,护理单元设置教学秘书岗位,能够保障护生培养方案的贯彻落实,有助于对护生进行有计划的、系统规范的培训,从而为临床培养高素质的护士奠定基础。

2. 岗位设置 教学秘书岗位设置以"提高教学质量,规范护理教学管理"为目标,通过广泛征求各护理单元岗位管理小组成员的意见,护理部岗位管理工作组经过反复讨论,最终在每个护理单元设置了一名教学秘书岗位,并明确了工作职责和任职资格。

(1)工作职责:在确定教学秘书的岗位职责时,首先要厘清教学秘书与带教老师的区别与联系。每位进修生、护生进入医院后,都会有老师进行带教,负责该生在医院的学习指导,这是带教老师;教学秘书负责护理单元的教学管理工作,包括制订教学计划,分配带教任务,培训带教老师,监督带教老师教学计划的落实,对实习生进行全面、实时、动态管理、评议、分析并总结带教情况,提出改进措施等。一个护理单元只有一个教学秘书,但可以有多个带教老师,一般教学秘书也会承担带教老师的工作。

(2)任职资格:合理的角色定位是岗位设置和职能发挥的基础,教学秘书作为护理单元进修生、护生带教管理工作的重要力量,应具备以下任职资格:良好的职业素养;教学管理和秘书的基础能力,如组织协调,写作表达等;护理专业能力,如扎实的临床护理知识、技能等。因此,教学秘书岗位对护士的学历、职称、工作年限及级别有较高的要求,甘肃省人民医院教学秘书的任职资格规定为:学历为本科及以上;职称为主管护师及以上;级别为 N3 级以上;至少有 5 年以上的工作年限。

在前述工作基础上,广泛征求各护理单元岗位管理小组成员的意见,护理部岗位管理工作组反复讨论,确定形成了教学秘书岗位的岗位说明书,包括基本信息、工作概述、工作职责及任职资格四个部分。

教学秘书岗位说明书

(一)岗位基本信息

1. 工作地点 某病区。

2. 工作性质 护理教育、护理管理。

3. 工作时间 8:00am~17:30pm,业余时间。

4. 直属上级 某病区护士长。

(二)工作概述

全面负责护理单元护理教学管理工作。

(三)工作职责

1. 热爱学生,做学生的良师益友,做好教与学之间的纽带工作。密切与护理部主管部门联系,及时反馈学生学习情况和对教学的意见。

2. 负责介绍医院整体医疗现状和本护理单元环境、收治病种、人员情况、规章制度等。了解进修生、实习生的基本情况,组织安排岗前教育和师生座谈会。

3. 在护士长的直接领导下,协助做好带教老师的分配工作,严格按照带教老师的层级和能力水平执行"一对一"教学工作。

4. 依据各医院、医学院校实习大纲要求和培养目标,制订本护理单元进修生、实习生的教学计划及实施措施。有计划地组织本护理单元的教学查房、病例讨论和专题讲座等教学活动,原则上每月教学查房两次、病例讨论两次,每两周专题讲座一次。

5. 严格进修、实习纪律,认真执行考勤制度,并定期监督检查。深入了解学生思想政治、学习态度、工作纪律等表现,及时总结、讲评;发现问题及时疏导、教育和批评指正。对学生反馈的带教问题,认真核实并组织讨论,进行相应的整改。

6. 对进修生和实习生进行鉴定和考核。主持和安排学生的理论考核和操作考核,及时与各带教老师联系,如实地考评每一个进修生、实习生。根据考核结果,定期召开护理单元的临床教学工作会议,不断改进和提高教学质量。

7. 负责本护理单元教学档案的整理保管工作。包含本护理单元护士的教学培训文件,进修生、实习生学习档案和考试答卷等,并按规定时间将有关档案材料上交护理部检查。

8. 年终对护理单元的教学培训工作进行总结,制订下一年教学计划,对护理单元教学工作提出意见和建议。

(四)任职资格

1. 工作认真负责,态度积极向上,热爱带教工作。

2. 具备本科及以上学历、主管护师及以上职称。

3. N3级以上的护士,在本护理单元担任护理组长或至少有五年以上临床工作的护士;有较强的专业知识和技能操作水平;具备良好的沟通能力、组织及管理能力、教学能力。

3. 积极意义 在护理单元成立了由护士长、教学秘书和带教老师组成的临床教学管理体系,使临床教学层层有人管,确保进修、实习计划的落实,收效显著。

第一,教学秘书岗位的设置规范了护理临床教学管理,提高了临床护理教学质量。临床护理教学质量提高的关键在于加强管理,护理教学秘书的设立将起到以下作用:有专人承担临床护理教学管理工作,能针对教学中带教老师和学生中存在的问题,有针对性进行整改,不断进行完善改进,从而建立健全了教学管理制度及教学管理组织,为保证教学质量提供了有力的指导与保障;另外,通过这种系统化培训和管理,教学秘书在管理好护理单元其他带教老师的同时,提升自身理论知识与技能,所有人都养成了规范教学的习惯,提高了教学的质量。

第二,教学秘书岗位的设置发挥了优秀护理人才的特长,并储备了护理教学管理人才。临床一线年资高、教学能力强的护士担任护理教学秘书,给了护理骨干充分发挥能力的平台,体现职业价值感。另外,教学秘书在工作中参与教学与管理,提高了管理能力,并对其今后的发展提供了锻炼的机会,有利于护理管理人才的开发与利用。

(四) 特殊岗位的管理

护士的主要工作是临床护理工作,科研护士、质控护士、教学秘书岗位是她们在工作之余的兼职工作。那么大家可能会问:"护士自己分内的工作已经很累了,如何培养护士更好地平衡分内工作和兼职工作呢?"

第一,做好宣传动员工作。设置这些特殊岗位就是为了鼓励护士利用业余时间去工作、学习,愿意承担此类岗位的护士是奉献精神强、热爱学习的护士。护理单元内部采取自愿、双向选择的原则,具体选拔流程见第五章"按级上岗"内容。

第二,精神层面给予鼓励。首先,兼任这些岗位的护士,因其授课、管理等,得到护士长的赏识,树立了在护士中的口碑,扩大了影响力;其次,在每年度评先选优时给予优先考虑;这样使其获得职业成就感,体现了个人价值;再次,这些岗位为护士个人成长提供了良好的平台。在担任这些岗位的过程中,护士个人能力得到了锻炼、提高,为以后走上专科护士、管理岗位等奠定了基础。

第三,物质层面给予补偿。除了精神层面的激励外,还应重视物质层面的鼓励。给担任这些额外工作的护士每个月加绩效考核分(根据护理单元具体情况而定分值),绩效考核分就是实实在在的金钱,真正体现了多劳多得。

第四,动态管理。和其他护理岗位相同,此类岗位直属于护理单元护士长管理,护士长根据各岗位相应的岗位职责制订考核目标,实施月评价、年总结的考核方式。例如,规定每月给质控护士加绩效考核分5分,但在月底评价时,其工作质量未达到考核目标,或工作质量较差者不给予加分或者少加分;年底采取个人汇报,全科护士共同参与的方式对此类岗位的护士进行工作绩效评价。若总体评价较好,继续担任此岗位;若评价较差,护理单元岗位管理小组再次宣传动员、选拔更适合的人选。

五、设岗原则——因事不因人

迟到的成就感

骨科需要换药的患者多,工作量大。长期以来,骨科的传统都是年资最高的护士专门从事换药室管理工作这个岗位,所以目前是高年资的马护士负责换药室工作。由于马护士长期在换药岗位,业务熟练,和医生们关系好,深受科主任和医生的好评。

最近岗位管理小组在进行岗位设置,取消了换药室管理岗位,由总务护士管理换药室。这下马护士不高兴了,找护士长理论为什么要取消此岗位,而且认为是和她本人过意不去,同时搬来科主任说情。护士长给其再三解释无果。

经过护理部的协调、护士长与马护士反复沟通,最后马护士在护士长的鼓励下竞聘上岗,担任了责任组长岗位。经过半年的实践,马护士终于深刻感受到了岗位管理的好处:由于她娴熟的技术多次受到了患者的表扬;年轻护士经常请教业务使她赢得了尊重;责任组长岗位绩效系数相对较高使她享受到了经济酬劳。总之,自从她从换药岗位下来承担责任组长岗位后,她不再是做换药室管理这样的辅助工作,而是在一线管理患者,感受到了前所未有的职业价值感和成就感。

上面案例反映出的问题,不论是综合三级医院,还是基层医院都普遍存在。由于计划经济时代留下的烙印还没有完全退去,大家还习惯于旧的工作模式,因此在医院护理岗位安排上,照顾面子、照顾关系,因人设岗现象还较为普遍,这给护士岗位管理带来了诸多麻烦。

第一,不利于开展科学的管理。因人设岗造成的管理问题表现在两方面:一是护士长工作被动,组织中的职位都是紧密关联的,任何一个职位的变动都可能会引起工作中的"蝴蝶效应",这无疑会增加护士长管理工作的难度,更不利于护理质量的稳步提升;二是不利于护理部统筹进行护理人力资源规划,造成人力资源浪费或紧缺。像上述案例中的马护士在主任和护士长的照顾下,在护理单元设立换药、陪检等岗位,造成了医院护士总体数量不少,但各护理单元又缺少人手的现象,尤其是一些专业性强、护理风险大的护理单元严重缺编;而门诊、医技、医保科等岗位则变成了"关系岗位",导致人满为患,这些部门不仅存在人浮于事的现象,更是对医院的管理工作造成了很大的挑战。总之,这种因人设岗最终导致的结果是医疗服务的高需求和护士紧缺的矛盾越来越突出。

第二,不利于护理单元、护理团队文化建设和护士培养。因人设岗是以人为中心而不是以事情和任务为中心的,组织成员间容易把精力放在琢磨人而不是琢磨事上。在护士眼里,干多干少、干好干坏一个样,努力工作还不如领导一句话,就能得到好岗位。这样护士逐渐丧失了干劲儿,甚至护士的主要精力用来找关系,而不是用在怎么努力工作。长此以往,不利于护理单元的文化建设和护士队伍的能力建设。

第三,患者得不到高水平的护理服务。被照顾护士这一群体往往是工作年限较长,临床经验丰富的资深护士,她们在年富力强之际脱离了临床,不去管理患者,无法发挥其在专业上的优势,而实际管理患者的是年轻护士,由于年轻护士不论从动手能力,还是临床经验上都与资深护士相差甚远,因此,安排资深护士去换药等岗位对患者来说是一大损失。

总之,根据企业管理理念,人是企业的核心资源,但不是组织设计的根本依据,事与人之间,事处于绝对的主导地位。同理,护理工作中,如何为患者提供优质护理服务应主导怎样安排护士岗位,在这个护理团队中需要每个护士的共同努力才能实现优质护理服务的目标,毕竟,护理就是"一群平凡的人做出不平凡的事"。

实施岗位管理,其核心和关键要素就是要因事设岗,其优点一是组织结构条理清晰,层次分明,便于管理和分配工作任务;二是工作岗位上员工的责权分明,避免人浮于事;三是使绩效考评机制易行、公平,有利于激励多数员工工作积极性。

那么,要做到因事设岗,避免因人设岗,这里有合理的解决方案吗?

首先,制度在先,管理在后。在本章的第二节中讲到,在全院范围内临床护理单元岗位统一,包括岗位名称、工作内容、岗位职责统一,所有岗位都是经过岗位管理工作组的岗位分析后设立的,在全院范围内取消换药、心电图等岗位,此类护理工作全部划归为其他岗位的工作内容。这项举措并不是针对某个护理单元,或某个具体的人和事,而是针对每一位护士来说都是因事设岗,这样在护士心中是公平公正的,她们才会乐意配合完成岗位管理。

其次,做好宣传动员。在开展岗位管理前在不同层面召开政策解读会,答疑解惑,把医院护士岗位管理的意义和必要性告知全院医务人员。首先能够争取到医院领导、科主任、医生及相关部门的理解和支持;其次是通过宣传给每一位护士讲解岗位管理的原则及方案、各个岗位的工作职责等,从长远利益着想实行护理单元定岗对每个人发展的益处,得到护士队伍的理解与支持。

最后,做好落实工作。在护理单元定岗过程中,不仅前期制订制度和方案很重要,后期是否能够落实也会影响到改革成败与否。正如前述案例中所述的马护士要求护士长给其设立换药岗位的问题,临床实践中有各种特殊情况,需要护士长在坚守制度的前提下,从思想上动员、实际行动上积极配合执行。另外,护理部主任还应到各护理单元视察是否存在“因人设岗、人浮于事”的现象,针对性地解决。

甘肃省人民医院在护理单元定岗时,统一了岗位与名称,清理掉了各护理单元自设的五花八门的护理岗位,如换药岗位、治疗岗位等,规范了岗位设置,节约了护理人力资源;同时改变了医院多年来形成的墨守成规的风气,即资深护士就应该被照顾设立某个特殊岗位;最重要的是让护士们看到了希望,要想得到好工作、实现抱负,就得努力工作,像以上案例中,取消换药岗位后的马护士走上了责任组长岗位,赢得了尊重和职业成就感。

六、设岗成效——在者悦,离者归

归队的离群之雁

最近,眼科护理单元实行定岗时,护士长申请了12名护士,但护理部主任了解到眼科配置 11 名护士就可以满足护理工作需要。

经护理部与护士长沟通后得知，有一验光师的岗位长期以来由一位资深的张护士担任。岗位管理小组进行眼科岗位梳理时确认验光师是技师岗位，而不属于护理岗位。经与张护士沟通，了解到张护士没有验光师资格证书，只是不愿意上夜班。

护理部主任给张护士深入讲解了护理单元定岗的原则、脱离护理岗位的利弊，如要承担此岗位，必须要由护理岗位转向技师岗位，同时要进行技师资格证考试，而且必须从护理编制中清除，张护士再三权衡还是愿意留在护理岗位。

最后，张护士放弃了验光师的岗位，回归了护士岗位，经过半年多的上岗体验，张护士也体验到了回归护理岗位的益处：竞选上责任组长岗位，不仅赢得了年轻护士的尊重，并得到了相应的绩效报酬。

过去，对于医院的护士来说，上述案例中的技师岗位曾经是梦寐以求的好岗位，许多护士都通过不同的途径申请这些岗位。同时，此案例折射出一种现象：一方面，各医院临床护理人员短缺严重；另一方面，在医院的行政后勤部门（如院办、党办、基建处、总务科、库房等）和医技科室（如病理科、检验科、理疗科、心电图室等）都不乏护士的身影，由此导致了一系列的问题。

第一，护理人员的流失导致医疗机构人力成本增加。首先增加的是人力资源获取成本，该部分成本是医院在招募和录取职工的过程中发生的，具体包括招募成本、选择成本、录用成本、安置成本。另一方面影响的是人力资源开发成本，该成本具体指医院为提高护理人员技能，增加人力资源的价值而发生的费用。具体包括上岗前教育成本、岗位培训成本、脱产培训成本。在一个护理人员离职的同时，医疗机构不得不花更高的成本去招聘与其岗位相匹配的其他护士。而一个新护士从招聘到成为合格的护士，这期间的成本毫无疑问也是需要医院承担的。

第二，临床一线护士紧缺，影响护理质量。优质护理服务要求把护士还给患者,医院护士总数满足床护比的要求,但临床护士却短缺,那么护士都去哪儿了?在三级医院中,各科护士长经常因为人手不够向护理部提出调配人力的申请,护理部向医院申请招聘护士时,人事部门经常以护士总数符合三级医院床护比是 1∶0.6 的标准而拒绝招聘。如上述案例反映的一个侧面现象,在行政、后勤以及医技等部门的护士占用护士的编制,从事的是非护理工作,在计算床护比时,这些人员也纳入了护士的总数量,导致床护比达到了要求,而临床一线严重缺乏护理人力,从而影响到整体护理质量的提高。

管理者意识到了问题的严重性,也找到了问题的根本原因所在,那么问题也就迎刃而解了。甘肃省人民医院针对此问题制订了"对症下药"的解决方案。

首先,对护理岗位和非护理岗位的工作内容进行了界定和划分。行政和后勤科室与护士岗位工作内容界限明确,而有些医技科室的工作内容不易界定,故要求在进行岗位设置时各科室必须先进行岗位分析,分析和厘清哪些工作是护士的岗位职责,哪些工作是医技人员的岗位职责,对不属于护士岗位的工作内容上报护理部,由护理部及人事部门到所在科室进行现场调研,与科主任和护士长沟通,最终确定其是否属于护士岗位,最后由护理部和人事部门进行分析和认定,把非护理工作内容从护士岗位中排除,还原到技师等其他岗位。

其次,在对所有特殊岗位的清理过程中,要具体问题具体分析,制订切合实际的管理办法。此项工作的开展必须经过医院办公会讨论通过,取得相关职能部门的大力配合,并且制订一系列的制度和流程,让管理者管理起来有据可依,让护士执行起来有章可循。

第一种情况是愿意回归护理工作者。实施岗位管理、绩效改革之后,有些在非护士岗位的护士看到了希望,主动找护理部,愿意回归到护理队伍。这当然是好事,但护理是一门实践性很强的学科,护理能力是在临床实践中形成的,所以离开临床的护士必然会对护理工作不再那么熟练,要使离群者归来,又不能影响护理工作的质量,就要使这些护士尽快适应临床护理工作,因此岗位管理工作组制订了返岗管理办法:第一,护士本人要填写正式的申请书;其次,岗位管理小组根据其学历、工龄、离开护士岗位时间等综合判断是否允许其回归护理工作;第三,护理部根据护士自身特点和护理单元的需求状况,将这些护士重新分配;第四,接受护理单元6个月培训,培训期间的绩效系数由护理单元根据其工作能力按照医院制订的范围发放;第五,6个月培训期满后由护理单元岗位管理小组考核,若合格后按其自身条件进行定级,如果不合格将延长培训期,直到培训合格后才能从事相应护理工作,享受相应待遇。

第二种情况是不愿回归护理工作者。我们实施岗位管理的初衷是要大力鼓励、支持护士都从事护理岗位,但是有个别护士不愿意回归护理工作怎么办呢? 为此,医院制订了关于护士从事非护理工作的管理制度:一是不参与护士职称晋升;二是不参与护士晋级;三是不参与护士长竞聘;四是退出护士编制,不享受护士津贴以及护理相关的任何待遇。达成协议后,要求她们个人写出"从事非护理岗位承诺书",一式两份,要求本人签字、科主任签字后上交护理部、人事处备案和落实。

制订了以上管理办法,起到了"在者悦,离者归"的作用,实现了岗位管理的目的。使护士无论从职业价值还是经济收入上都体会到了护士岗位管理益处,从职业发展上都看到了希望,从而使她们全神贯注地投身于护理事业;预想离开的护士打消了离开的念头,坚定了从事临床护理的信心;离开的护士回归到了护理队伍,缓解了临床护士短缺状况。

甘肃省人民医院实施岗位管理前,在行政、后勤、医技等部门工作的护士有20多名。实施岗位管理后,这些护士大多数回归了临床,部分成为责任组长,其中个别能力较强者走上了管理岗位。她们各自找到了归宿,发挥了她们的优势,获得了尊重和职业价值感。对于管理者来说,这种氛围下工作安排更加制度化,在实施岗位管理之前,很多高年资护士想方设法去清闲舒适的非护理岗位,同时也能享受护士的待遇,最终导致非护理岗位的护士比例过高,而临床上经常出现"用人荒"的现象。护理单元定岗以后通过对全院护士从事非护理岗位的清理,最终使护士真正从事临床护理工作,减轻了临床压力,提高了患者满意度。

七、管理小贴士

（一）护理工作岗位设置应确保责任制整体护理的落实

在实行护理单元定岗时，一定要以患者为中心，以提高护理单元护理质量为主线，以保证完成临床护理工作为前提，实现对患者的连续、全程、人性化护理的 APN 排班制度，切实保障责任制整体护理的落实。

（二）护理单元配置护士时不仅数量要足够，而且结构要合理

护理单元配置护士时首先要明确护理单元工作性质，各岗位的任职条件，不仅要根据护理单元性质、收治患者的难易程度和工作任务等配置足够数量的护士，而且要考虑不同性质的护理单元配置不同比例级别的护士，使护士的经验、能力、技术水平、学历、专业技术职称与岗位的任职条件相匹配，以达到高质量的护理水平。

（三）按需设岗、岗不虚设

设置岗位时以保证护理工作质量和效率为前提，从护理单元患者实际需要出发，做到有事有岗有责，少量岗位能满足需要则不多设岗位，保证每个岗位满负荷工作。

（四）要体现责权利相匹配

岗位责权利是否对等直接影响护士工作能力的体现及积极性的发挥，因此在进行护理岗位设置时，应保证每个岗位责权利相匹配，在其位，谋其政，担其责，获其利。

（岳淑琴 王晨霞）

第五章

按级上岗

一、级别对应岗位——提质量,促发展

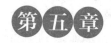

幸运的护士

　　ICU护士小张工作两年,一天她护理的一位患者突然气管插管脱出,在她工作期间还没有碰到过这种情况,当时患者呼吸急促,血氧饱和度逐渐下降,小张情急之下不知所措。恰好工作经验丰富的魏老师在旁边护理另外一位患者,看见此情况立即通知值班医生,在等待医生的同时先为患者进行无创通气处理,使患者缺氧状况得以改善,为下一步治疗赢得了时间。

　　自此,年资浅的护士值班时护士长就提心吊胆,生怕遇到疑难、特殊情况时不会处理。由于医院没有设立责任组长岗位及形成高年资护士的资质定位和薪酬制度,因此资历浅的护士在遇到困难时不可能每次都像小张一样幸运,能得到高年资、有能力、又热心的护士的帮助。

　　《中国护理事业发展规划纲要(2011—2015年)》中提出,要科学调配护理人力资源,充分调动各层级护士的积极性,切实保证护理服务质量。由此可见,实现护士与患者满意是实施岗位管理的终极目标。只有对护士进行分层使用,才能按护士不同的级别安排岗位,进而从根本上解决上述案例中存在的核心问题。那么,实行护士按级上岗的积极意义有哪些呢?

　　第一,提高护理质量,使患者成为直接受益者。传统护理工作模式没

有根据护士的能力、职称以及资质进行分工，各班护士各自完成工作任务，缺乏对患者的延续性、整体性护理。护士分层管理后，根据患者病情、护理难度和技术要求等要素合理分工，从人员结构上恰当地分配各班次护士，使得既有能力又有责任心的护士从事临床一线工作，从而提高护理质量，保障患者安全，提升患者满意度。

第二，提升职业价值，使护士成为间接受益者。按级上岗的管理模式充分发挥不同层级护士的作用，体现能级对应，使有才能、有特长的护士发挥其作用，使护士的职业满足感和成就感大大提升，从根本上增进护士的工作热情并调动起工作积极性，也进一步提高了护理服务质量。

第三，提高护理管理的效率和水平。在护士分级管理之前，管理者明知不同工龄、不同学历的护士业务能力有区别，但由于护士职称与日常工作结合不紧密，加之缺乏明确的制度支撑，使得管理者无法根据护士工龄、工作能力强弱等因素安排工作。而护士分级管理政策和按级上岗制度，给护理管理者根据护士层级安排岗位提供了强有力的后盾，避免了"身份管理""人情管理"。各层级护士根据对应的岗位说明和岗位职责开展工作，护士长在日常管理中按照岗位职责要求和标准进行监督和考核，按照相同的标准要求同一岗位的护士，用同一把尺子考量同一岗位护士的工作，体现了公平、公正原则，达到吸引、留住、激励、开发所需护理人才的目的，这无形中促进了护士能力的提高，推动了整个护理单元的发展，乃至医院整体护理水平的发展。

回到上述案例，根据《甘肃省人民医院护士分级管理办法》，魏老师被定为 N3 级护士，并经过护理单元岗位管理小组考核担任 ICU 责任组长，小张被定为 N1 级护士，担任责任护士。自此，魏老师每天除了完成自己分管的心脏手术患者的工作外，还要检查督导组内其他责任护士的工作情况，指导她们完成对患者的护理；并经常与患者及其家属交流沟通如何进行术后锻炼等，使手术后患者恢复较快，深得医生、患者和家属的好评；她每天还要对其他责任护士进行专科知识和技能的培训，护士有什么问题第一时间给予帮助并解决，护士也非常敬重她；由于担任 ICU 责任组长，她每月的绩效工资也是全护理单元最高的，这使得她工作的积极性更高了。

同时，医院实施按级上岗以来，小张深刻地认识到：护士再也不像以前一样干一样的活,拿一样的酬劳,看不到职业前景;反之,如果不努力学习和工作,除了报酬少,更重要的是自己晋不了级,个人能力无法提升,长此以往,职业生涯发展也会受到限制。所以,小张再也不像以前一样,当一天和尚撞一天钟,她开始努力学习新知识,积极参加各种培训,上班时认真负责分管的患者,遇到问题时不仅能够虚心向高层级护士请教,而且会主动查阅相关的专科书籍,使得自身能力不断提升。

护士按级上岗不仅能提高护理质量和管理效率,还能提高护士主观能动性,体现护士的自身价值,提升职业认同感。请看下面管理案例。

"老护士"的出路

在某三甲医院从事临床护理工作已30年的张护士今年50岁了,她工作认真负责,能够协助护士长管理,年轻护士遇到难题时她主动帮助,是护理单元的顶梁柱。但是护士长发现最近张护士越来越"不听话"了:上班时不再像以前那样主动了;年轻护士请教业务时她不爱搭理;护士长安排给她的工作也不按期完成;好像护理单元的任何事与自己毫无关系。

这天护士长突然接到了护理部的调令,张护士被调到门诊。这下护士长着急了,找张护士谈话,张护士淡淡地说:"我老了,夜班也上不动了,没啥用处了,还是自谋出路吧,当了一辈子护士,到最后混得都是一个样,有能力没能力一个样,有责任心没责任心一个样,多出力少出力也一个样,另外,现在老眼昏花了,不如找个轻松的地方去养老吧!"

这种情况在各级医院并不少见,这让管理者不得不深思,老护士经过医院多年的培养,无论在专科护理工作中,还是护理单元管理工作中,都起着举足轻重的作用,是她们真的无用武之地了?还是我们的管理机制出了问题?应该如何更好地发挥她们的作用?

在实施岗位管理之前,类似上述现象在各级各类医院司空见惯:"老护士"费尽心机讨好护士长为其安排轻松的岗位,如总务岗位;不时有人到护理部找主任,希望去门诊或相对清闲的部门;"不得志"的老护士个个唉声叹气,得过且过……

上述案例仅仅是护理管理中的一个缩影,对于"老护士"个人而言是"找出路"问题,但对于医院管理者乃至护理学科来说,导致的问题却非同小可。

第一,难以建立合理的护理人才梯队,影响护理学科的发展。长期以来,医院对护士实行简单的平台式管理,即不同职称、能力、年资的护士在临床上承担的工作内容大同小异,尤其部分年资较高的主管护师从事门诊分诊、导医和病房物品管理等基础性工作,没有发挥与其职称相匹配的临床护理示范指导作用,也就没做到才尽其用,没有形成合理的人才梯队,不利于护理队伍的可持续发展,也不利于护理学科建设。

第二,护士缺乏工作积极性,护理质量难以提高。护理专业是一门实践很强的学科,"老护士"在临床上经过十几年、甚至几十年的锻炼,正值发挥业务能力之时反而不愿意在临床护理单元工作。甚至护士"老"了以后,被认为是一种"负担",应该被照顾到门诊等上不上夜班的部门,而实际护理患者的又都是工作年限较短的年轻护士,由于缺乏工作经验,难免造成护理质量不高,患者满意度下降等问题。

第三,增加了医院的人力成本,降低了管理效率。护理学是一门在自然科学和社会科学理论指导下的综合性应用学科,其学科特点决定了护理工作主要是以临床实践为主。护生从学校毕业进入临床后,至少要经过1~2年培训才能独立上班护理患者。正如本书第二章中所讲的护士分级,护士到了 N2 和 N3 级时已经经过了较长的临床实践,积累了较为丰富的临床经验,正是医院的中流砥柱和脊梁。而在培养的过程中,上至医院,下至护士长和带教老师都要付出很大的培训成本和心血。因此,医院管理不到位会导致出现护理人才作用发挥不够、关键人才流失的情况。

那么,为什么会出现上述问题呢? 可以从以下几方面找到原因。

首先,护士职称体系难以与岗位管理精准对接。我国护理专业技术职称分类已有 30 多年的历程,护士职称晋升的条件相对较高。职称晋升标准重视护士的学术能力,包括学历、工作年限、英语、计算机水平、发表论文数、编写著作数等,对护士的临床专业能力缺乏客观的评价标准,导致职称与临床护理能力不完全匹配、很难做到按职称上岗。加之长期以来临床只在乎各项护理任务完成与否，而不注重护理工作与人员之间的匹配度，因而造成患者满意度、护理质量不能从根本上提高的现状。

其次，护士职业发展道路过于狭窄，难以提高护士工作积极性。多年来，护士的职业发展道路少且难度大。我国护士的职业发展是通过专业技术和管理两个渠道实现的。一是专业技术。如前所述，护士的专业技术职称分为护士、护师、主管护师、副主任护师、主任护师5类，这在一定程度上代表了护士的能力，给予高职称的护士一定的职业成就感。但目前专业技术职称的评聘不太适合岗位管理，比如每一级职称晋升的年限较长，加之晋升副主任护师和主任护师的条件较高，岗位数量相对较少，对于大多数护士而言晋升到主管护师职业发展已经到头了，副主任护师和主任护师职称在临床护士中较少。二是行政职务。当上护士长乃至护理部主任是绝大多数护士梦寐以求的出路。但目前在我国绝大多数公立医院的护理管理体系中，三级医院一般设置护理部主任岗位2~3个，二级医院一般设置科护士长岗位1~2个，一般一个护理单元设置护士长岗位1个，数量是比较有限的，因此护士在管理岗位的成长过程犹如千军万马过独木桥，不是每个人都能有好的机会和发展。除去管理岗位的发展，护士很难有其他的发展路径，进而导致部分护理人员心态逐渐疲惫，工作热情逐渐消减，工作中出现疏懒涣散的现象时有出现。

再次，绩效考核不够精准，没有起到应有的杠杆作用。在实施岗位管理前，护士一旦踏上工作岗位，排班平台化，没有内部区别对待，不论工龄长短上一样的夜班，不论能力高低上一样的岗位。护理单元护士吃大锅饭，没有绩效考核，绩效奖金发放多实行平均主义或是论资排辈，护士的绩效不是按照能力经验、付出多少，也不管工作岗位性质、工作效率和工作质量高低，无法起到激励作用。

综上所述，护士按级上岗对患者、护士均有"百利而无一害"。一方面，通过实施护士按级上岗，将有多年临床实践经验的"老护士"留在临床一线护理患者，可以发挥资深护士的专家作用，让患者得到高质量的护理服务，真正体现优质护理服务；另一方面，按级上岗得到了医生、患者以及家属的进一步认可，满足了护士成就感，体现了自身价值，从而降低了护士离职率,稳定护理队伍。这正是按级上岗的目的和意义所在。

二、按级上岗之常规——严格执行

第二章已经介绍了如何进行护士分级。那么,如何把岗位要求和护士能力大小相匹配? 如何按照不同的岗位要求让护士按级上岗? 并按照相应的岗位性质和护士级别分配薪酬,运用好绩效这个经济杠杆调动护士的积极性?

(一) 按级上岗是什么

按级上岗就是把具有适当能力的护士,按照其层级安排在与她能力对应的岗位上,以保障护理工作高质量完成。护士分级使用、按级上岗的理论依据是"能级原理"。"能级原理"是指管理的组织结构与组织成员的能级结构必须相互适应和协调,这样才能提高管理效率,实现组织目标。"能级"一词最早出现在物理学中,物理学中认为物体能够做功者具有"能"。"能"是可以衡量的,有大小之分,而按照能量的大小所建立的秩序就是"能级"。因此,在护理管理中,也可以应用"能级原理"管理并使用护士。否则,能力强、水平高的护士从事技术含量较低的工作,就会大材小用,自身价值得不到真正的体现,出现护士离职率较高的现象,从而严重影响护理事业的发展;而年资较低的护士做技术含量高、复杂的护理工作,由于年资尚浅、工作经验不足,会造成护理质量下降以及患者安全等问题,并增加护士心理的挫败感,不利于其自身未来职业的发展。

(二) 按级上岗如何做

根据文献报道,英国、新加坡等发达国家在20世纪70年代开始实施护士分层管理,已建立了一套成熟的管理体系和方法,并取得了显著的成效,但其在我国的深入开展还在进一步探索阶段。甘肃省人民医院实施按级上岗过程中,在查阅大量文献的基础上,借鉴同行业的理论和方法,汲取其精华,同时结合本院的实际情况制订了护士按级上岗的管理办法和流程。要做到按级上岗,能级对应,如何确立护士级别和岗位的对应关系是需要解决的关键问题。甘肃省人民医院护士分级、晋级条件是以卫生部发布的《关于实施医院护士岗位管理的指导意见》的要求为指导,结合护士临床护理能力成长的普遍规律和护理工作特点而制订的。如第二章所述,共分为 6 级,分别为 N0 级为临床试用,N1 级为夯实基础,N2 级为专科初期,N3 级为专科高级,N4 级为专科资深,N5 级为护理专家。

医院在制订护士按级上岗指导意见时,如何提高护理质量、保障患者安全、最大限度地满足患者的实际需求是首要考虑的因素;如何调动每位护士的主观能动性,为她们搭建平台,体现每位护士的价值,也是执行按级上岗时要考虑的重要因素。

对于临床一线的护理管理者来说,明白按级上岗的意义和掌握按级上岗的原则还不够,关键是要把握具体操作流程。如前所述,N2 级的护士既可以承担责任护士岗位,又可以承担总务护士岗位;N3 级护士既可以承担责任组长岗位,也可以承担责任护士岗位等。也就是说,某一级别的护士可对应多个岗位,反之,某个岗位可能有多个适合的护士,那么护士长怎样公平、合理地把每位护士恰到好处地安排到相应的岗位上呢?见图 5-1。

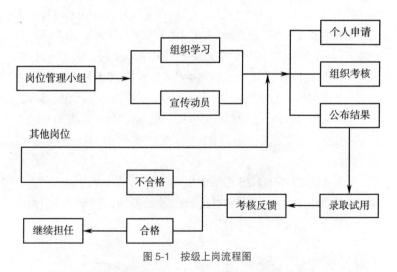

图 5-1 按级上岗流程图

结合图 5-1,现就甘肃省人民医院护理单元按级上岗的流程介绍如下。

首先,组织学习,宣传动员。护士长组织全科护士认真学习按级上岗的内容,让每位护士理解岗位和护士级别的对应关系,动员全科护士积极参与岗位竞聘。

其次,制订工作方案并实施。护理单元岗位管理小组制订《岗位选拔流程方案》,在这一环节,要综合考虑护士的业务能力、沟通能力、个人素养、同行评议以及个人兴趣爱好等因素,把最合适的人放在最合适的岗位。下面以责任组长岗位为例,介绍岗位选拔的流程。

第一步:个人申请。护士根据护理单元所需责任组长的数量及条件,符合责任组长岗位条件并有意向的护士提出书面申请。

第二步:民主测评。民主测评分为两部分,一是护理单元岗位管理小组测评,根据护士业务能力、职业素养和个人素质等方面给予评价;二是群众测评。护理单元其他护士对申请责任组长岗位的护士也依据以上四方面内容给予评价。

第三步:组织考核。个人提出书面申请后,岗位管理小组通过民主测评,综合评估申请者个人能力后,选拔出具有责任组长必备能力的、最优秀的护士担任责任组长岗位。

最后,考核反馈。通过选拔安排好每一个护士相对应的岗位后,要进行动态观察和考核其业绩表现。对于考核合格者继续录用,对于考核不合格者,或是改聘到其他岗位,或是接受培训后再次上岗。如对于责任组长的不合格考核比较严格,岗位管理小组经过半年的观察和考核,将担任责任组长岗位的护士调离该岗位,转至责任护士岗位,或接受再次培训、考核合格后继续录用。这里所说的考核合格,主要是指在担任责任组长期间岗位职责完成情况,责任组长岗位职责见"第四章 科室定岗"一章相关内容。

通过上述步骤完成按级上岗,既是对护士绩效的考评,也是对工作方案的完善,通过 PDCA 循环模式对在按级上岗过程中出现的问题及时做出优化及调整,从而更好地实施按级上岗。

三、按级上岗之特殊——灵活运用

前面一节讲到实施按级上岗要遵循岗位与级别相匹配的原则,然而在实际操作过程中还要考虑以下两方面的问题。第一,岗位数量和护士数量不相等的问题,在这里我们把其比喻为"僧少粥多"和"僧多粥少";第二,岗位性质与护士自身特点相匹配问题,即如何做到"人尽其才,才尽其用"。现就甘肃省人民医院护理部针对以上两种特殊情况的解决方案介绍如下,仅供参考。

(一)僧少粥多或僧多粥少

"低分高能"的护士

神经外科有开放床位 40 张,护士 18 名,其中 N0 级 2 名,N1 级 6 名,N2 级 8 名,N3 级 1 名,N4 级 1 名。按照医院岗位管理的要求和护理单元工作需要,需设 3 个责任组长岗位,而目前符合担任责任组长岗位条件的 N3 级和 N4 级护士数量不足。

护士长组织护理单元岗位管理小组讨论,决定从业务能力强的 N2 级护士中选拔。通过个人申请、岗位管理小组考核、民主测评等程序,最后 N2 级的赵护士从同级别的护士中脱颖而出担任了责任组长岗位。刚开始护士长还有些担心:"是不是违反了岗位管理的原则? N2 级别的护士能力够吗? 如果她干不好,我该怎么办?"。

经过为期半年的使用、观察,赵护士以几乎满分的成绩给护士长、患者和其他护士交了答卷。

前面一节讲到实施按级上岗要遵循岗位与级别相匹配的原则,如 N3 级护士才能担任责任组长岗位,这种护士级别与岗位相匹配是指导性意见,是在具备护理人力资源的条件下应用的。然而在实际操作过程中总有这样或那样的问题,如出现"僧少粥多"的现象怎么办? 按级上岗是根据护士的能力安排岗位。不可否认,护士级别是衡量护士能力的重要指标,但并非一概而论。像护士晋级条件中的其他一些指标,如"熟练掌握专科理论知识及专科护理技能"等是衡量护士能力大小的软实力,是直接对治疗效果产生影响的重要因素。因此,即使一个护士的级别没有达到责任组长的要求,但具备了担任责任组长的能力,加之责任组长位置空缺,我们也可以把她安排在责任组长岗位。

如上述案例中,护士长鼓励能力强的 N2 级护士积极参与竞聘责任组长岗位,采用自愿报名的形式,岗位管理小组通过理论考试、民主测评和平时业绩考核等程序,优胜劣汰,选出综合考核分数最高的护士承担责任组长岗位。

当然也会出现"僧多粥少"的现象,这时候可以从众多符合岗位要求的护士中选拔出更优秀的护士,或以更高、更严的考核标准来考评提出申请的护士。没有最好,只有更好,这种提高岗位考核要求的方式选拔出来的护士将能更进一步提高护理质量。

甘肃省人民医院在按级上岗过程中对出现的"僧少粥多或僧多粥少"现象通过以上方式合理解决,经过为期几年的实践证明该方案是可行的,而且还有其独到的益处。

第一,提高了护士的工作积极性和主动性。常言道,没有竞争就没有发展,没有竞争就没有动力。竞聘上岗实现了护士内部良性竞争的局面,这种方式打破了论资排辈的管理方式,部分级别不高、但工作能力强的护士通过竞聘走上了责任组长等重要岗位。如上述案例中赵护士成功竞聘责任组长岗位后肩负重任,促使她不断学习专业知识和技能。同时没有竞聘上责任组长岗位的低年资护士也不甘落后,她们也会主动学习、积极工作,呈现出比、学、赶、超的良好局面。

第二,提高了护理质量和管理效果。一方面,对"僧多粥少"的现象,更高的岗位要求和考核标准更加有益于患者的安全和护理管理者的管理工作。另一方面,竞聘上岗对于管理者来说既是工作抓手又是自身监督,以前护士岗位由护士长指定担任,在一定程度上存在人情关系或个别护士需要照顾,只考虑了护士个人利益,并没有综合权衡护士、患者和管理者的利益,在一定程度上影响了护理质量和工作环境氛围,并制约了能力出众的护士发挥其才能。实施竞聘上岗机制,形成了能上能下的运作方式,使广大护士真正意识到了紧迫感和危机感,因此,护士的工作责任心和主人翁意识也明显增强,从而提高了护理质量,达到了实施岗位管理的目的。

（二）人尽其才、才尽其用

《西邻五子》

西邻有五子，一子朴，一子敏，一子盲，一子偻，一子跛；乃使朴者农，敏者贾，盲者卜，偻者绩，跛者纺；五子皆不愁于衣食焉。

如何人尽其才、各有所为？古人为我们积累了一定经验，其中"西邻五子"让不少人赞叹不已。这个故事，说的是西邻之人有五个儿子，"一子朴，一子敏，一子目蒙，一子偻，一子跛。"让老实人务农、机敏者经商、失明的算卦、驼背的搓麻、瘸腿的纺线，兼顾各人的性情、身体素质、职业特点。这位家长既用人之所长、避人之所短，可谓是人尽其才的典范。

根据现代管理理念，要落实人尽其才、才尽其用关键应做到以下几个方面。

第一，树立科学的选才意识，做到知岗知人，因岗择人。所谓人岗相适，就是把合适的人放在适当的岗位上。古人云：骏马能历险，犁田不如牛；坚车能载重，渡河不如舟。因而智商最高、能力最强的人不一定是最适合岗位要求的人，这就要求我们在选拔人才时要树立科学的选才意识，做到知岗、知人，因岗择人。

（1）知岗：就是要根据单位的目标、管理体制编制合适的工作岗位，并全面了解岗位对人才的素质要求，包括专业、性格、能力等各方面的要求。对人才岗位进行科学管理是提高人岗相适度的基础。这就要求我们必须在强化岗位管理、明确岗位素质要求上下功夫，要开展岗位分析，制订岗位规范。

（2）知人：每个工作岗位都是由不同的人才来担任的。在明确了工作岗位的情况后，为了实现工作目标，就必须选拔出符合岗位要求的员工来担任。为了选拔出最适合岗位要求的工作人员，就必须对所选拔的对象认真了解，掌握其基本情况。这就要充分了解人才，包括充分了解人才队伍的整体状况和人才个体的思想状况、所学专业、能力特长、工作态度、工作经历、气质类型、兴趣爱好、明显缺点、健康状况、年龄等。只有这样，才能真正做到将最合适的人任用到最合适的岗位上，实现人岗相适。

第二，掌握一定的用人艺术，做到人尽其才。金无足赤，人无完人；良匠无弃木，明主无弃士。因而，要实现人岗相适，人尽其才，还必须掌握人才管理中的科学规律，具备一定的用人艺术。其中最重要的是要做到用人之长、容人之短。

善用人之长，更善容人之短。老子说"知人者智"，要做到人尽其才，就需要管理者具备高超的用人智慧。同样，在护理队伍中也是人才济济，如有些护士在演讲授课方面很有才，则可将其安排到教学秘书岗位；有些护士在科学研究方面能力很强，可将其安排到科研护士岗位；有些护士人际交往与护患沟通能力较强，可将其安排到办公护士岗位等等。护理管理者除了用人之长外，还要容人之短。容人之短并不是要放纵人的短处，而是要以妥当的方式制约、引导它，以有效地用人之长。为实现这一目的，必须注意两点。首先，要扬长避短，以长制短。发挥人才的长处是克服人才短处的最好方法。这就要求护理管理者审慎地考虑、识别将要使用的人才，把握其长处和短处；在此基础上，把人才安排在最能发挥其长处的岗位上。其次，要变人之短为人之长。人之长短都是相对的，可以依一定的条件相互转化，长处会变成短处，短处也会变为长处。人才的某些特点从一个角度看是缺点、短处，但从另一个角度看却变成了优点和长处。这就是说，随着条件的变化，长处和短处，优点和缺点会相互转化。关键在于用人者怎样使用，为他们创造怎样的条件。如，爱挑毛病这一特点对不少工作来说有碍于建立良好的人际关系，是缺点和短处，但对于护理质量检查工作来说却是长处和优点。据此，护士长可以把锱铢必较的、吹毛求疵的护士安排为护理质量检查员；喋喋不休的护士安排在办公护士岗位上；沉默寡言的护士安排为库管员等。这样一来，使不同性格特点的护士在护理单元找到了用武之地，积极性得到了充分发挥。因此，在执行按级上岗时还要做到不拘一格，知人善任，根据护士个人性格、爱好和特长等安排岗位，请看下面管理案例。

各显神通的护士

日间病房张护士长按照医院按级上岗要求,并且经过考核后将N2级的李护士安排在办公岗位,但张护士长听到医生和护士抱怨李护士与各科室医生沟通不畅,使他们的工作很被动,并且患者也抱怨手术后不能及时安排床位。

护士长了解到李护士平时在工作中操作技术好、干活麻利,但就是不善于沟通。而日间病房患者由于来自于全院各护理单元,患者来院时可能没有床位或虽然有床位,随时可能需要让给手术后患者。这就要求办公班护士与全院各护理单元医生随时电话沟通、协调到位,与患者和家属沟通、交流到位。于是张护士长与护理单元岗位管理小组人员讨论后决定,由沟通协调能力较强的N1级马护士担任办公护士岗位。

自从马护士担任办公护士后,各科室医生对日间病房的床位安排工作满意,患者和家属也竖起了大拇指。而李护士在责任护士岗位上每天完成患者的治疗速度快,医生、护士和家属对他的工作也很满意,李护士也觉得她在责任护士岗位上干的得心应手,发挥了她的特长。

以上案例是在日常管理中经常遇到的现象,想必各位护理管理者处理时也很得心应手。每个护理岗位上都有千里马在驰骋,人人都是人才,护士长则应最大程度地激发每个护士的工作热情、真正做到人尽其才,这样护理单元就会呈现蓬勃发展的气象。

本书第四章中阐述了特殊岗位设置,包括科研护士岗位、质控护士岗位和教学秘书岗位。甘肃省人民医院在此次按级上岗中,让适合岗位要求的护士担任以上岗位可谓是体现了按级上岗的精髓,请看下面管理案例。

名副其实的硕士研究生

护士小华是一位 90 后小伙,护理专业硕士研究生。从读硕士研究生到毕业在医院工作,背负着来自家庭、朋友的巨大压力,他自己也怀揣希望和忐忑不已在消化科工作一年。

这天开科务会时,护士长宣读了医院的一份文件,是关于每个护理单元成立"科研护士"岗位的通知。因为消化科只有小华一人是硕士研究生学历,且他非常热衷于研究工作,所以他理所当然地被选为科研护士。这一政策使护士长和小华非常兴奋:对护士长来说,科室终于有学科带头人了;对小华来说,终于有能实现自己理想和抱负的平台了。

小华自担任科研护士岗位后,每天像打了鸡血似的,白天完成科室工作,休息时间给其他护士手把手地讲解怎样搞科研。一年后护理单元成功申请院内科研基金 1 项,发表国家级学术论文 2 篇,打破了 20 多年来消化科护理单元科研成果零突破的僵局。

《中国护理事业发展规划纲要(2011—2015 年)》中明确指出:"要根据临床护理岗位的工作职责和技术水平要求,调整护士队伍结构,将护理岗位工作职责、技术水平与护士的分层次管理有机结合,充分发挥不同层次护士的作用"。该文件从宏观的角度阐明了护理专业的健康发展有赖于对护士的合理使用。2011 年卫生部在部分医院开展护士岗位管理试点工作以来,随后全国各级、各类医院纷纷开展护士岗位管理,执行护士按级上岗,取得了显著成效。

第一,提升护士的职业价值感和认同感。人尽其才,才尽其用的管理方式充分发挥个人才干,达到了留住人才,吸引人才的目的。知人善任,让下属做适合他们的事情,这样才能充分发挥他们的工作潜能,实现人才的有效利用。"没有平庸的人,只有平庸的管理",每个人都有自己的特点和特长。用其所长,避其所短,将每个人安置在最适宜的位置,给予不同的权利和责任,实现能力和职位的对应,使各级护士人尽其才,才尽其用,人事相宜,才能调动各级护士的主观能动性,提升护士的职业价值感和自豪感,从而激发护士工作的热情和积极性,提高护士对工作的满意度,降低离职意愿,稳定护士队伍。

第二,提高团队绩效产出。实施岗位管理,最终的目的是使整个团队获得最佳的绩效,这个团队包括患者、护士和管理者。团队绩效由个人绩效托起,个人绩效是团队绩效的基石。如前所述,人尽其才,才尽其用的管理方式提高了护士个人工作积极性,提高了护士个人绩效产出,从而实现团队的优化组合,促进整体目标的实现。

四、按级上岗——实现动态管理

实施按级上岗后,从理论和原则来讲,护士分级后要按照按级上岗的原则分配岗位;从工作实际需求来讲,要考虑护士数量与岗位数量是否相符以及岗位性质与护士自身特点是否相匹配的问题;但在临床实践中,掌握了以上两点还不足以解决临床护理管理者面临的实际问题。在实践中,还应重视按级上岗的动态管理,一是能上能下,二是能左能右,现分别介绍如下。

(一) 能上能下

"高分低能"的护士

心内科需要3名责任组长岗位,护士长按照责任组长岗位条件和竞聘上岗的原则组织选拔,最后李护士、王护士和赵护士三位 N3 级的护士通过竞聘担任了责任组长岗位。

在试用、观察和考核期,护士长发现李护士平时工作中责任心不强,服务态度不好,受到患者多次投诉,而且护理单元的其他护士也反映她的理论和实践能力都不强,对组内护士起不到监督、指导作用。

半年后,护理单元进行第二次岗位任职资格评定和对护士进行绩效考核总结。此时,岗位管理小组成员对李护士担任责任组长岗位提出异议,大家一致认为李护士自担任责任组长以来,她带领的护理团队工作绩效明显低于其他两组,表现在平时工作中出现小差错或患者满意度不高,而且她本人的绩效考核分数也明显低于其他两位责任组长的考核分数。

李护士虽然是N3级,但她的实际能力达不到责任组长岗位的要求标准,绩效产出达不到组织要求标准,不能承担责任组长岗位,将其从责任组长岗位撤下,在其他责任组长的带领下承担责任护士岗位。

"高分低能"通常指在学校教育中,在学业评价上能够获得高分数,但是在工作和生活的实际中却表现较差,学习能力、人际交往能力、创新能力等多方面存在较大问题的现象。同样在医院护理管理中也存在此现象,其主要原因在于以下几个方面:

第一,分级标准是按照大部分护士的成长规律制订的,但整体中总有个别现象存在。第二章阐述了如何根据一定条件(学历、工作年限等)把护士分级,在这一章的第二节中又讲到能级对应,即什么级别的护士担任什么样的岗位。我们制订能级对应条件是根据护士普遍成长规律而制订的,但也有个别现象存在。如个别护士,根据护士分级任职条件确定为N3级,但其临床实践能力还未达到N3级护士应有的业务水平。

第二,分级标准是按照能力确定级别的,但有个别护士的态度与能力并不一致,或者说在某一阶段并不一致。有好的态度才有好的结果,反之,没有好的态度就没有好的结果。在我们的护理队伍中,也不乏存在工作态度不端正的人。也许某个护士能力尚可,但是不认真履行岗位职责,没有耐心对待患者,进而形成恶性循环,能力也会逐步下滑。

护理管理者要慧眼识人,采用能上能下的动态管理方式使个别滥竽充数的护士无机可乘,从而达到岗位管理应有的目的。

首先,对护士个人而言,可以端正工作态度,自觉提高护理质量。按级上岗的内涵是以实际工作能力、绩效产出为依据上岗。如上例，李护士的级别达到了责任组长岗位的任职资格要求，但实际工作能力不强甚至给团队带来了负面影响，就不能承担责任组长岗位。这种能上能下的动态岗位管理的方式使得李护士这样的"高分低能"的护士受到一定惩罚。通过定期考核，建立能上能下的动态管理方式，使护士变"要我干"为"我要干"、从"干好干坏接着干"到"干不好别人干"，打破了铁饭碗现象。让在岗位的护士意识到这个岗位不是终身制，使她们有紧迫感，使其不断学习业务知识、提高技能水平；同时，让不在该岗位而又想承担该岗位的护士看到了希望。这样一方面增强了护士工作的积极性和动力，从而能更好地为患者服务，另一方面，体现了护士职业价值，使护士对自己的职业生涯有了新的规划，看到了未来，在护理团队中，形成竞争、促进的良好氛围。

其次，对管理者而言，可以提高管理效率和水平。在实施护士岗位管理之前，由于管理制度上没有明确的岗位职责要求、考核标准和考核方式，即使某护士在某个岗位工作表现不好，护士长也很难以不称职为由将其调离。另外，给护士安排岗位是护士长全权负责，有些护士长迫于情面长期将某护士安排在某个岗位，而其他护士由于缺乏相关制度支持而无法反对。解决此问题最好的办法是实现岗位能上能下的管理制度，设定上岗后的观察期，按照所承担岗位的职责完成情况进行考核，形成能者上庸者下的工作局面，避免了"固定岗位、人情岗位"等现象，从而提高了护理管理水平。

（二）能左能右

护士轮岗

最近，甘肃省人民医院实施岗位管理，要求护士按级上岗。看似简单的一件事却很让普外科刘护士长为难。普外科有 N3 级护士 3 名，N4 级护士 2 名，按照按级上岗的要求她们应该承担责任组长岗位。恰好在这次竞聘责任组长岗位时她们成绩一样，并且平时工作能力也不差上下,但是责任组长岗位只需要 4 个,那么剩下的一名护士担任什么岗位呢?

护理单元岗位管理小组也难以定夺。刘护士长在请教了护理部主任后茅塞顿开。虽然医院鼓励 N3 级以上的护士承担责任护士或责任组长岗位,N1 级护士承担办公护士岗位或总务护士岗位,但普外科急诊多、危重患者多,临时医嘱多,床位周转也快,这就要求办公护士岗位的护士不仅计算机操作能力强,还需要有较强的沟通协调能力。所以,刘护士长与护理单元岗位管理小组讨论并征得这 5 名护士同意后决定,这 5 名护士每 3 个月轮流担任责任组长岗位、办公岗位。

在第二章中,我们讲到护士分级后,每一级别的护士每年必须完成一定夜班数,否则年终考核不合格,从而导致不能晋级或降级。在这一章中,我们又讲到不同级别的护士承担不同的岗位,众所周知,临床上有些护理岗位是没有夜班的,例如总务岗位和办公岗位,那么怎么解决这一矛盾现象呢? 另外,如果符合责任组长岗位的人选都很优秀,但是责任组长岗位数量有限,如果长期让某个护士担任责任组长,会打击其他优秀护士的工作积极性;如果新分配进来的护士或助理护士被长期安置在某一个岗位上,她怎么熟悉其他岗位的业务呢? 轮岗很好地解决了上述问题。

轮岗管理是按级上岗过程中的动态管理之二,即能左能右。刘护士长在实施护士按级上岗时,为了充分发挥高年资护士的价值和个人工作能力,她们分别在责任组长、办公护士岗位上轮岗,既有效解决了人员安置问题,也避免了由于个别护士长期在总务岗位或办公岗位而完不成晋级要求的夜班数,影响其晋级。具体来说护理单元内轮岗起到以下作用:

第一,培养护理人才,储备后备人员。从管理角度考虑,轮岗能使护士熟悉各个岗位的岗位职责,避免当有其他业务需要或应急调配时,被调配的护士不能胜任岗位职责而影响护理质量。如某护士长期在责任护士岗位,就会对办公岗位的处理医嘱等计算机业务生疏,轮岗管理能避免这种问题,有利于护士长统筹安排工作。从护士个人角度考虑,轮岗使每一位护士全面了解并掌握每一岗位的工作流程和技能,是成长为某一领域专家过程中的必经之路。因此,在实施岗位管理时要全面培养每一位护士,根据护士个人能级、特长、性格和兴趣等按照既定的方向发展,例如,培养护士朝着专科护士、护理专家、护理管理等方向发展。

第二,激发护士的潜能,激励优秀护士。岗位管理之前,护士岗位由护士长随意安排,有可能某个护士长期在某个岗位上,造成了其他护士的不满、不求上进的心理,工作老一套,无创新精神。而采取护理岗位轮转,使护士增加了危机感、紧迫感,从而更加珍惜自己的工作岗位,并转变了观念、改变了工作态度,提高了服务质量。同时激发了大家的学习热情,一些护士为了适应新的岗位,积极学习新知识、新技术、你追我赶的好学气氛蔚然成风,对提高护理队伍的整体素质起到积极的推动作用。另外,有意识地让一些优秀的护理人才在某些重要岗位轮换,可以减少长期从事某项工作的枯燥性,增加工作新鲜感,同时也使他们有机会积累更多的经验和才干,从而使优秀的护理人才获得更多的提高和发展机会。

第三,促进岗位交流,提高工作效率。"流水不腐,户枢不蠹"说明了"动"的重大意义,动起来才能求得发展,才能带来生机与活力。长期坚守在一个岗位上难免容易让人养成固定思维,陷入一叶障目不见泰山的困境,轮岗恰巧是帮助走出这一困境的最直接且有效的助力。在轮岗的过程中不仅能获取相关专业知识与技能,同时也能加深护士对其他岗位工作的理解和认知。这种理解与认知使护士亲身体验其他岗位的工作,从而站在更高、更广的角度上思考问题,形成换位思考习惯,增加团结协作精神,进而高效地推动工作进展。

第四,为护士个人成长保驾护航。第二章中讲到,每位护士晋级的必备条件之一是夜班数量要达标,而有些护理岗位性质决定了没有夜班。如某护士常年在总务护士岗位,她就没有机会上夜班,导致年度考核不合格,影响其晋级,影响了护士个人的发展。因此,轮岗管理是提供给护士个人晋级和全面发展的必备条件。

五、管理小贴示

（一）能级对应，严格执行

护理单元执行按级上岗时，护士长要组织护士认真学习、领会其精神，严格按照医院制订的按级上岗制度和流程进行，同时要将岗位职责和绩效薪酬分配相匹配，即在其位，获其利，以达到促进护士工作积极性和提高护理质量的目的。

（二）灵活应用，因才适用

护士长在执行按级上岗时要遵循医院制订的原则和标准，但是实施过程中一定要看到每个人的长处，管理者要有识才之本领，将合适的人放在合适的岗位上，让其发挥自身优势，要做到用人之长，容人之短。如专科知识及临床工作能力强的护士担任责任护士，沟通能力强的护士担任办公护士。

（三）按期考核，动态管理

在实施按级上岗时，既要对在岗护士定期做好考核，监督其工作质量；又要注重培养、帮助不在该岗位的其他护士。例如不能把没有竞聘上责任组长的护士全面否定，认为她就那样了，放任自流。护士长要开导、培养能力差、态度差的护士，并且挖掘其在其他方面的优点，朝既定的方向培养发展，让每一位护士感受到岗位管理好处，激发工作热情，以保证护理队伍建设的持续性和稳定性。

（四）全面发展，重点培养

护理管理者要设身处地考虑每个护士的发展。随着护士分层管理、按级上岗的实施，护士长要根据每个护士的特点、兴趣爱好，为其构建较为清晰的职业生涯发展路径，并在临床实践过程中结合按级上岗工作做好培养。

（王晨霞　马玉霞）

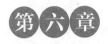

第六章

按劳取酬

一、绩效改革之前——大树底下好乘凉

王芳的困惑

1992年出生的儿科护士王芳最近很郁闷，踌躇不定想辞职，这份工作对她而言犹如鸡肋，真是"食之无味，弃之可惜"。一方面考虑能在省级大医院有一份稳定的工作实属不易；另一方面工作的忙碌，不被家属的理解，还要承受诸多的压力，同时干多干少一个样，质疑自己怎么选择了这份职业。心情的阴晴不定直接导致她的工作热情降低，对待患者缺乏耐心。

就在今天，和一位患者家属冲突后，王芳彻底爆发了，向护士长提出辞职。儿科张护士长平时就是护士的"知心大姐"，柔声细语地了解情况，面对诚恳、替自己着想的护士长，王芳把心里的委屈一股脑地倒出来了。原来王芳对自己的付出和报酬存在着强烈的不满意。王芳的同班同学张丽和王芳毕业后一起进入医院工作，王芳在儿科工作、张丽在眼科工作。同学间自然走动多一些，张丽在学校成绩不如王芳，进入医院后工作能力也不如王芳，可现在眼科的工作轻松、收入又高，张丽或多或少在王芳面前有些得意。用王芳的话讲："我要的不只是钱，还要公平。凭什么都在同一家医院，张丽工作轻松、收入又高，我工作累收入还低？"

王芳的辞职报告交到护理部后，护理部王主任找儿科张护士长了解情况。旁敲侧击地说，王芳来医院工作3年，各方面表现都不错，是不是护士长平时的关心不够。张护士长无奈地说："儿科工作累、奖金低不说，护理风险及工作压力都特别大，和其他科室相比，简直是天壤之别。王芳这样的90后和我这样的70后想法是不一样的，她们都很实际，言语上的关心起不了太大作用！"

护理部王主任陷入沉思，医院护士绩效分配中存在的问题她不是不知道。只是全院护士上千人，护士绩效改革"牵一发动全身"，会动多少人的"奶酪"。进行改革，到底是"刮骨疗伤还是治标不治本？"

这个案例您感到熟悉吗？在您工作的医院存在这样的问题吗？从20世纪80年代起就有关于护士短缺和流失的研究。研究发现护士短缺和流失的原因有多方面，但是多项调查显示护士产生离职意愿最主要的原因是福利待遇低、待遇不公平。丁香园网站在2016年3月至4月开展了2015中国医务人员薪酬调查，超过4万名医务人员在线反馈了自己的薪酬情况，其中参与的护士人数为1 532人。调查显示，2015年护士人均年收入为6.3万元，87%的护士认为自己的收入与工作量并不匹配，70%的护士对收入感到不满。我们可以理解会有大量护士不满自己的收入，但70%这个数据一定超出了大家的预料。

回到上面这个案例，我们看看这个问题产生的深层次原因。美国心理学家亚当·斯密（Adam Smith，1723—1790）于20世纪60年代提出了公平理论。公平并不意味着吃大锅饭，大家都一样。公平理论认为报酬多少固然影响员工的工作积极性，但是报酬分配是否公平也影响着员工的工作积极性。员工不仅关心自己所得到报酬的绝对数，而且关心相对数。在护士薪酬分配中，护士不仅关心自己的薪酬，也关心其他护士的薪酬，特别会在意与自己工作性质、工作量相当的护士的薪酬。不仅与自己护理单元内部的护士比，还会与医院其他护理单元同年资的护士比较，甚至会与不同医院的同学进行比较。王芳正是与张丽比较后产生了不公平感，为什么张丽工作轻松、收入还高？医院给护士支付报酬（即通常说的工资、奖金、福利），本意是为医院吸引、激励和留住更多优秀的护士。建立并完善一个能有效调动护士积极性的薪酬体系，是医院管理者和护理管理者的共同目标。医院给护士支付报酬主要依据绩效考核，合理的绩效考核至关重要，因为合理的绩效考核能将护士的工作业绩和薪酬进行直接关联，使薪酬管理更加容易。本案例中问题产生的根源其实就是医院护士绩效考核方案存在问题。

为了提升护理科学管理水平、调动护士积极性，稳定和发展临床护士队伍，深入贯彻落实《护士条例》，促进公立医院人事和收入分配制度改革，2012年卫生部颁布了《卫生部关于实施医院护士岗位管理的指导意见》。该文件明确指出：医院应当建立并实施护士定期考核制度，考核结果与护士的收入分配、奖励、评先评优、职称评聘和职务晋升挂钩。实行岗位绩效工资制度，护士的个人收入与绩效考核结果挂钩，以护理服务质量、数量、技术风险和患者满意度为主要依据，注重临床表现和工作业绩，并向工作量大、技术性难度高的临床护理岗位倾斜，形成有激励、有约束的内部竞争机制，体现同工同酬、多劳多得、优绩优酬。同时为保障各类护士的工作积极性，保障合同制护士权益，要使聘用的合同制护士与编制内护士享有同等待遇。

甘肃省人民医院于2010年3月起全面进行护士绩效改革。当时进行护士绩效改革的一个根本原因就是缺少有效、合理的绩效考核，干多干少差别不大，重活累活没人去，很多人挤破头想去工作轻松、拿钱又多的科室，难以激发工作热情，导致医院护理队伍不稳定，护士离职率高。为了从根本上解决这一系列问题，借助甘肃省人民医院整体绩效改革的契机，护理部对医院护士绩效进行了全面改革。

二、绩效改革之初——一石激起千层浪

刘护士长的无奈

今天是算奖金的日子，对于大多数科室来说也是每月的"月

关"，像"年关"一样难过。呼吸科刘护士长早早进入战斗状态，准备为了全体护士的利益和科主任力争到底。护士长拿出事实、数据和科主任争得面红耳赤，也没有比上个月多争取到一个百分点。她气愤地说：我们是靠干活光明正大地挣钱养家，怎么搞的好像跟"要饭"的一样。我在科主任这儿说话没分量，科里的护士也跟着我受苦，人家消化科主任给护士分得就比我们多一些。科室内分奖金弄得大家跟打架似的，把平日里的情分都吵没了。

在我国的相当一部分医院，绩效工资的发放是以科室为单位的，医生和护士的绩效考核和奖金发放没有分开，上述案例是每个月都要发生的真实场景。

医院绩效考核方案是为医院战略目标服务的，以绩效考核方案为导向促进医院战略目标的逐步实现。医院战略目标的制订一般服从于国家医疗体制改革的政策和意见。回顾我国医疗体制改革历程，不难发现不同时期医院绩效考核方案均有其浓厚的时代背景。

1985 年，卫生部起草了《关于卫生工作改革若干政策问题的报告》，提出"必须进行改革，放宽政策，简政放权，多方集资，开阔发展卫生事业的路子，把卫生工作搞活。"正是在这一政策下，1985 年成为医改的启动年。该报告中明确指出国家对医院的补助经费，除大修理和大型设备购置外，实行定额包干，补助经费定额确定后，单位有权自行支配使用。对其他卫生机构则实行预算包干的办法。卫生机构内部要实行适合卫生单位特点的、责权利相结合的、各种形式的管理责任制。全民所有制的区、乡卫生院和其他规模较小的全民所有制医疗机构，在不改变所有制的情况下，可以按集体所有制的办法进行管理，也可以承包给职工去办。在其后 20 年里，医院走入市场化。追求经济效益、解决职工吃饭问题成了医院的战略目标，医院的绩效考核方案必然是谁挣得多谁拿得多。由于强调自主经营、自负盈亏，医院逐渐开始以利润最大化为工作目标。

2005 年，国务院发展研究中心和世界卫生组织合作的研究报告，明确指出中国的医疗卫生体制改革"从总体上讲是不成功的"。此报告被广泛解读为医改失败由市场化改革所致。2009年卫生部等五部委联合发布《关于公立医院改革试点的指导意见》。指导意见指出,试点要坚持公立医院的公益性质,把维护人民健康权益放在第一位,实行政事分开、管办分开、医药分开、营利性和非营利性分开,推进体制机制创新,调动医务人员积极性,提高公立医院运行效率,努力让群众看好病,切实缓解群众看病贵、看病难的问题。此文件标志新一轮医药卫生体制改革正式启动。随着医改政策大的调整,医院的战略目标相应调整,以经济指标为主的绩效管理方案严重制约医院发展。在新的时代背景下,新的绩效管理方案呼之欲出。

在这样的大背景下,甘肃省人民医院护理部提出了进行护士绩效改革尝试,并以此为契机全面开展护理部垂直管理的想法,希望可以从根本上彻底解决长期以来影响护理专业发展和阻碍护理管理效率的一系列问题。

医院的"大事"

护理部要对医院护士绩效进行全面改革,进行护理部垂直管理!这个消息在医院内一下子炸开了锅,各方面反响巨大,成了近期医院的"大事"。

呼吸科刘护士长一听说要进行护士绩效改革,虽然担心奖金越改越少,但想到终于不用再跟科主任"要饭"吃了,别提有多舒心了,她心里暗暗地想"发多发少我认了"。

科主任们听说以后护士长和护士的钱都是护理部发,纷纷议论护士长到底是护理部的护士长还是科室的护士长?没有了奖金这一"法宝",护士长以后还能不能好好配合工作?

儿科护士小张听说以后护士的钱由护理部直接分给科室,兴奋地给老护士王老师说:"那咱们的奖金是不是应该涨一点了?"王老师慢悠悠地说:"小张,不能高兴得太早了。即使科室护士奖金总数高了,还要看你最后拿到手的高了没。"

心内科值班的王医生跟夜班护士小杨也聊起了最近医院的"大

事"——护士绩效改革。他说:"你们护理部现在权利真大呀,管着上千名的护士。"小杨不解地反问他:"以前护理部不是也管着上千名的护士吗?"王医生笑着说:"现在可是实实在在的管了,和以前不一样了。"

除了护士长、科主任、新护士、老护士、各级医生讨论护士绩效改革,行政、后勤人员、院领导对这件事也都持有不同的看法。

垂直管理并不是一个新鲜概念,早在1986年卫生部发布的《关于加强护理工作领导,理顺管理体制的意见》中就明确阐述了当时护理管理的困境,要求在医院实施垂直管理。该文件提到由于长期以来医院实行科主任负责制,把护理工作置于从属的地位,对护理作为一门独立学科,必须保证其独立的管理体制这一点,还没有普遍被接受,护理部有职无权的情况还较为普遍。许多医院至今仍强调护士长由科主任领导和管理。有的医院甚至取消护理部,削弱了对护理工作的领导。为了进一步加强护理工作领导,理顺管理体制,该文件提出:要求在医院实施由护理部主任、科护士长、护士长组成的三级管理体系的意见。至此,护理部垂直管理模式正式引入到医院护理管理领域。

30多年前的文件在今天看来仍是一针见血,直指医院护理管理困境的核心问题。为什么30多年前的护理管理与30年后的护理管理面临问题惊人的一致呢?这其中有一个重要的历史背景,就是我国医疗改革的方向。在医院走入市场化的20年里,医院内部不得不实施以临床业务科室为单位的管理模式,科主任负责制得到了进一步的强化。临床业务科室由科主任作为责任人独立对科室进行管理。护理工作作为业务科室的重要组成部分,科室全体护士在科主任和护士长的直接领导下开展工作。

在新医改背景下,结合国家政策规范和医院自身管理的需求,医院的管理模式改革势在必行。如何改变医务人员收入与科室经济收入直接挂钩的思维?如何引导各临床业务科室注重内涵建设和学科建设?如何促使坚持公立医院公益性和调动医务人员积极性有机结合?这些问题摆在了每一位医院管理者面前。借助医院整体改革的契机,甘肃省人民医院护理部开始对医院护士实行护理部垂直管理改革。护理部垂直管理模式,可以避免有的业务科室主任对护士业务培训重要性认识不足,过分强调科室利益而不服从护士的合理协调配置,影响医院护理人力资源的统一安排。

实行垂直管理后,一方面护理部可以进行全院护士分级、分层培训、科室定岗和按级上岗,用垂直管理助推护士个人职业发展和终身学习,保障患者安全。另一方面护理部可以建立独立的、适合护理工作特点的绩效考核制度,按工作绩效、岗位风险、岗位职责对护士和护士长进行考核并垂直分配其绩效工资,避免了由于科室收支结余情况不同导致的分配不公,从医院内部解决科室之间分配不公平的矛盾,激发广大护士的工作热情,减少护士在科室间的不正常流动,稳定护理队伍。

虽然护理管理改革尤其是护士绩效改革是解决制约护理队伍发展一系列问题的根本点,但也不可能一揽子解决所有问题,更不可能一蹴而就。护士绩效改革"牵一发动全身",会动很多人的"奶酪",每个人都有自己的立场和角度,其中的困难、阻力和风险可想而知。

三、绩效改革方案——找准棋眼破僵局

(一) 深入分析,找准问题的症结所在

不改革,问题多;改革,困难多。如何从繁杂的护理工作中理出思路,改好、改实、改出成效,首先要找准问题所在。经过大量的调研和数据分析,甘肃省人民医院护理部认为制约医院护理工作的根本原因是医护绩效考核没有分开。

1. 由于医护绩效考核没有分开,对护士群体的工作缺乏评价标准

改革之前医院绩效考核是以科室为单位进行,医院发放绩效额度到科室,科主任、护士长再进行二次分配。医院从源头上没有进行医护分开考核、发放,在进行二次分配时部分科室会争得面红耳赤,不管这个月的总体绩效额度是多是少,医生、护士都觉得自己拿少了。绩效不仅没有起到激励

作用,反倒成了破坏医护团结的主要因素。

改革之前的科室绩效考核指标主要包括手术量、门诊量、住院患者数、床位使用率、医疗质量得分、患者满意度、医保扣费、病历归档率等指标,这些指标都是根据医院生存发展的指挥棒制订的,沿袭了市场化的一些思路,主要考核医生工作量。科室绩效额度的高低与护理工作的直接相关性较小。这就让部分医生觉得在绩效额度的贡献中护士的工作可有可无,在绩效工资的发放中护士占了医生的份额。但护士却不是这么认为的,由于绩效考核医护没有分开,医保、病历归档等扣款会分摊在医生和护士身上,基本上人人都要扣。如果是医保扣款或病历归档率不合格或抗生素使用超标导致扣款,医生一般发几句牢骚,说工作没法干了。作为护士难免有点愤愤不平,觉得医生的错误,为什么护士要共同承担。

护士在绩效工资高的科室工作只会被其他科室的护士认为命好,护士在绩效工资低的科室工作通常会说自己比较倒霉。在这中间丝毫没有体现护士的绩效工资高低由护士工作质量衡量,做到干得多拿得多! 说到底,就是因为医生、护士的工作性质和内容不同,考核的指标要素也不同,需要建立各自独立的考核体系。护士绩效改革就是要让护士干多少,拿多少,绩效工资拿的明白白!

2. 医护绩效考核没有分开,护士绩效考核难以落到实处　由于医护绩效考核没有分开,许多科室是按照人数拆分绩效金额,护士长再把分配回来的护理绩效金额进行二次分配。从源头上这个绩效金额就是护士一人一等份,没有激励,没有差别。因此,护士长进行二次分配、奖勤罚懒时就没有医院的依据,就成了护士长的个人行为,无论护士长如何公平公正地分配,最终大多数人都会认为护士长偏心,关系好的多分,关系差的少拿。护士们会说:"消化科的杨护士长人特别好,不扣护士的绩效工资;骨科的李护士长不行,各种借口扣钱。"但消化科的王护士却说:"好什么好? 我们科干好干坏一个样,钱都不少拿一分。有的护士上班时懒得要命,拿钱时照样和我们一样多。我还希望护士长能按实际工作情况发钱呢!"这样的绩效考核根本没法调动护士的积极性。究其根源,是护士长接到的这个奖金总盘子就是不科学的,无论怎么绩效考核、如何分配绩效都没法实现按劳取酬。护士绩效改革就是要让护士长奖勤罚懒明明白白,有理有据!

(二) 对症下药,探索破局之策

由于每个劳动者的体力有强有弱,技术水平有高有低,劳动态度有好有坏,实际向社会所提供的劳动量和创造的价值是不一样的,所以每个劳动者从社会所领得的劳动报酬也有差别。只有承认由于劳动差别所产生的报酬差别,才能调动劳动者的积极性,促进生产力的发展。护理绩效改革的根本目的就是要实现按劳取酬,最大限度地调动护士的工作积极性,实现护理工作的良性发展。

1. 在理念上,要倡导医护绩效考核分开 医生、护士绩效考核、分配彻底分开的想法开了甘肃省人民医院建院 60 年以来的先河!科主任不再给护士长和护士发钱,顿时觉得手中的权利缩小了,担心他的话再没人听了。护理部为什么来抢科主任的权利?完成理念上的转变确实不容易。护理部通过一轮一轮的沟通、座谈才让院领导班子、科主任、全院的护士长、护士理解了为什么医护绩效考核要分开。大家慢慢认同了医生、护士工作内容不同,特点也不同,不应该用一样的标准进行绩效考核。

2. 在方法上,要制订科学的三级绩效考核体系 改革后,护士绩效考核实行三级考核。医院对全院护理工作进行绩效考核与薪酬分配;护理部负责护理单元的绩效考核与薪酬分配;护士长负责护理单元内护士的绩效考核与薪酬分配。简单点讲,医院直接给护理部分一块儿蛋糕;护理部再把这块儿蛋糕分给全院几十个护理单元;每个护理单元的蛋糕由护士长主持分配给科室每一位护士。有一个关键点需要特别指出,为了保证护士长们客观、公正地分配护理单元的蛋糕,护士长的个人绩效工资由护理部直接发放,不在护理单元内参与薪酬分配。

对于护理部来说,如果改革不成功,不仅是搬起石头砸了自己的脚,更是直接影响上千护士的工作、生活。寻找最合理、最符合医院实际情况的绩效考核方案,成为护理部的明确目标。这份压力、责任和担当不仅护理部有,也成功地传递给了护士长们。护士长们认为,自己的绩效工资由护理部直接发放,不再从护理单元拿一分钱;在给护士分配绩效工资时,由于没有自己的,分的时候才更硬气、更有底气、也更能体现能力。

3. 在措施上,要将绩效考核落实到考核方案中　前面介绍了,改革后护士绩效考核实行三级考核。第一级,医院对全院护理工作进行绩效考核与薪酬分配。这个方案由医院人事处、经管处或运营部等负责医院运营或绩效工资发放的部门制订,该考核方案根据每个医院的情况、特点、发展目标不同而不同。第二级护理部负责护理单元的绩效考核与薪酬分配;第三级护士长负责护理单元内护士的绩效考核与薪酬分配。本章将详细介绍如何进行护理单元的绩效考核和护士个人的绩效考核。

首先需要确定符合护理工作特点、能够代表护理工作劳动量、质量好坏的绩效考核指标,并确立考核标准,从而建立新的绩效考核体系。通过前期大量的工作,最终确定了护理部衡量护理单元工作的考核方案。护理单元绩效考核根据护理单元服务数量、质量、效益和患者满意度这四大方面。方案中护理单元服务数量(干的多少)占 70%,工作效益(护理收支结余高低)占 30%,工作质量和患者满意度是以护理质量月考核的方式存在,是工作数量和工作效益二者之和乘以护理质量月考核得分。

护理单元绩效考核分 =(工作数量分值 × 70%+ 工作效益分值 × 30%)× 护理单元质量月考核分 %。

也就是说一个护理单元干得再多,成本控制再好,工作质量或者满意度低了可不行。简单讲护理单元要想绩效高就得干得多,干得好,成本控制好。这样既考虑了护理单元工作量、服务质量也考虑了成本控制指标。方案中 70% 是工作数量,保证了护理单元绩效考核指标体系首先遵循了按劳取酬的原则。按劳取酬的近义词是按劳分配。按劳分配是社会主义的经济规律,是薪酬管理的首要原则。方案中工作效益占 30%,这里的效益是科室护理收入减去支出,目的在于促进护理单元做好成本控制和新业务开展工作。工作质量和满意度是以护理质量月考核的方式存在,是工作数量和工作效益二者之和乘以护理质量月考核得分。这样护理部的质量月考核和患者的满意度再也不是一句空话了,而是实实在在与护理单元的绩效挂钩了,干好干坏自然不一样了!

4. 在组织上,要有强有力的机构负责护士绩效改革　护士绩效改革是关乎上千护士切身利益的大事,必须要建立强有力的班子负责,精心筹划、推动落实。首先要有一名改革的引领者,对改革的方向、改革的目标、改革的方案、改革的重点难点了然于胸;其次要有一群创新意识强、能力素质强、拥护改革、了解护理绩效的成员,特别要有一些精力充沛、经验丰富的护士长加入;还要有一些经营管理专家、信息系统专家参加,解决改革中的相关技术问题。

基于这个组织,要进一步完善、细化绩效考核方案。完善、细化绩效考核方案不仅是给绩效体系这个骨架填上血肉使其丰满;更是通过抽丝剥茧找到有理有据的、符合护理工作特点、能够代表护理工作劳动量和质量好坏的绩效考核指标来保证绩效考核方案的合理性、适用性,进而达到绩效改革的目标。通过护士绩效改革,让护士能够按劳取酬,感受到医院护理体系内部薪酬分配的公平性、公正性,从而提高护理队伍的积极性,稳定医院护理队伍。不言而喻,完善、细化绩效考核方案,找到对护理工作有很好代表性的绩效考核指标是本次绩效改革最重要和最复杂的工作,也是整个改革的抓手。

四、绩效改革核心——分级合理切蛋糕

(一)护理部按劳分配

前面提到了护理单元绩效考核方案包括护理单元服务数量、质量、效益和患者满意度四方面。这听起来很简单呀!可能很多护理管理者、护士都能说出这些内容。但如何获得每一部分指标详尽、真实的数据可没那么简单。如护理服务数量,是实地测量每一个护理单元每天的工作量? 还是一个月收治多少患者? 护理单元不同、收治病种不同,怎样的工作量计算方法才能让大家信服。这其中可就大不相同,也是大有学问的。

1. 护理单元服务数量数据来源 知道护理部要根据工作量发绩效,没有哪个护理单元会说自己工作量少。那怎么评价护理单元的工作量,也就是通常所说的忙不忙? 普遍认为,患者多少和周转情况、患者的疾病严重程度和患者的治疗量三方面决定了护理单元的忙碌程度。因此,甘肃省人民医院绩效改革方案中护理单元工作数量这一指标由床位周转情况、患者护理难易程度和专科护理工作量三方面构成。其中床位周转情况占比

20%,使用占床日数这一数据反映;患者护理难易程度占比40%,使用等级护理这一数据反映;专科护理工作量占比40%,使用治疗、专科护理数据量反映。

管理范例

评价护理单元服务数量的指标

1. 占床日数 占床日数是一个累计概念,指报告期内医院各科每晚12点患者实际占用病床数的总和。占床日数是计算医院现有患者数、床位使用率、病床周转次数等指标的基础。数据由病案室、住院处提供,计算机提取,容易获得且可靠。

2. 等级护理 等级护理是根据对患者病情的轻、重、缓、急及患者自理能力的评估,给予不同级别的护理。由医生开具医嘱,护士执行。用等级护理量衡量患者的轻重各护理单元均无争议。数据从HIS(医院信息系统)提取,容易获得且可靠。

3. 治疗、专科护理工作量 如静脉输液量、肌内注射量、皮下注射量,是从HIS提取的计费信息,涵盖了所有可以计费的治疗、专科护理工作。由于甘肃省常年来各种级别、不同种类(省医保、市医保、新农合)收费检查特别多,护理单元收费都很规范,极少出现分解收费、重复计费等问题;因此,以计费信息为依据反推治疗、专科护理量,数据容易获得且较为可靠。

以上数据不仅各个护理单元都认可,而且都可以从信息系统中直接提取,客观、准确、耗时少。

2. 护理单元服务数量数据用途 怎么把这些单位不同的数据用在一起计算护理单元的工作量呢? 占床日数单位是床日,等级护理的单位是日,治疗、专科护理数据单位是元,因而采取了赋分的方法,将所有数据转化为分数。

(1)占床日数赋分:每1床日赋1分,出科人数每人赋1分。

占床日数指标赋分

骨科 1 名患者住院 10 天后出院,骨科这张病床占床日数得分:占床日数 10 天 + 出科人数 1 人 =11 分;

普外科有 5 名患者分别住 2 天后出院,普外科这张病床占床日数得分:占床日数 10 天 + 出科人数 5 人 =15 分。

通过对占床日数赋分,可以把患者周转快慢进行量化,方便比较。

（2）等级护理赋分:重症监护 12 分 / 日,特级护理 10 分 / 日,Ⅰ级护理 5 分 / 日,Ⅱ级护理 3 分 / 日,Ⅲ级护理 1 分 / 日。

这里,先看看为什么要进行等级护理赋分。表 6-1 是 2012 年某个月甘肃省人民医院 ABC 三个护理单元等级护理工作量的真实数据,表 6-2 是赋分后等级护理工作量比较。

表 6-1 ABC 护理单元某月等级护理工作量比较（日 / 月）

护理单元	Ⅰ级护理	Ⅱ级护理	Ⅲ级护理	重症监护	特级护理
A	298	333	3	0	32.5
B	901	203	3	24	0
C	674	494	0	0	0

表 6-2 ABC 护理单元某月等级护理工作量赋分后比较（分）

护理单元	Ⅰ级护理	Ⅱ级护理	Ⅲ级护理	重症监护	特级护理	合计
A	1 490	999	3	0	325	2 817
B	4 505	609	3	288	0	5 405
C	3 370	1 482	0	0	0	4 852

根据表 6-1 的数据我们不能一眼看出 ABC 三个护理单元等级护理工作量的差距,但是经过赋分变成表 6-2。不仅可以一眼看出三个护理单元谁的等级护理工作量最高,而且还能看出三个护理单元之间的差距。通过

赋分把患者疾病严重程度这一不好衡量的指标转换成了一个比较精确、利于计算的指标。

赋分,解决了不同护理级别间不好比较这一问题,但是不同护理单元间相同护理级别患者疾病严重程度存在明显差异这一点仍没有解决。如眼科的Ⅰ级护理患者和心内科Ⅰ级护理患者疾病严重程度肯定不同,那如何量化比较不同科室间同一等级护理患者疾病严重程度? 为了解决这一问题,甘肃省人民医院根据收治患者特点、护理时的难度对所有临床护理单元划分等级;最终将医院所有临床护理单元分为三类六级(详见第四章)。六级临床护理单元间等级护理工作量的系数是不同的,同一级别内护理单元等级护理工作量系数相同。

假定表 6-2 数据中 ABC 三个护理单元不在同一等级护理系数级别内,模拟为小儿科护理单元(一类 B 级)、心内科护理单元(二类 A 级)和内分泌科护理单元(三类 B 级),临床护理单元等级护理系数分类中等级护理工作量系数分别为 1.8、1.7 和 1.3。在计算等级护理工作量时,ABC 三个护理单元的Ⅰ级护理、Ⅱ级护理、Ⅲ级护理赋分后(表 6-2)都需要再乘以各自护理单元等级护理系数,用以矫正不同护理单元间同一等级护理患者疾病严重程度中的实际差异,见表 6-3。

表 6-3 模拟不同性质护理单元等级护理得分比较(分)

护理单元	模拟科室	等级护理系数	赋分后等级护理得分	矫正后等级护理得分
A	小儿科	1.8	2 817	5070.6
B	心内科	1.7	5405	9188.5
C	内分泌科	1.3	4852	6307.6

通过使用等级护理系数,A 护理单元虽然工作量最低但矫正后等级护理得分大幅度提高,这实际上是承认了小儿科这类护理单元收治患者疾病严重程度、护理难度和风险高于心内科和内分泌科等很多护理单元。

护理单元某月等级护理得分计算方法:等级护理分 =(重症监护日数 ×12+ 特级护理日数 ×10+Ⅰ级护理日数 ×5+Ⅱ级护理日数 ×3+Ⅲ级

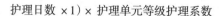

护理日数 ×1）× 护理单元等级护理系数

（3）治疗、专科护理工作赋分：甘肃省人民医院护理部应用科研方法解决管理问题，在绩效改革过程中申报了《护理单元工作负荷评价方法、模型及应用研究》获得了国家自然科学基金（71163001）的资助。

2011 年 3 月至 9 月期间，在前期工作及国内外研究的基础上，课题组进行了护理工作范畴的界定，经过 3 轮专家咨询核定了护理项目的种类和名称，初步形成了直接护理项目、间接护理项目技术类、间接护理项目非技术类表格，并选择普外科护理单元等 10 个护理单元进行 77 个直接护理项目 6 160 次操作时间测量；36 项间接护理项目从周一至周日连续测量，取其平均值。

以详实的大数据和专家咨询结果作支撑，并考虑护理操作项目本身的工作量、技术难度、风险程度对 100 多项项目进行逐一赋分。赋分过程中仅考虑该项操作的劳动付出，不考虑收费标准。如雾化吸入 3.4 元 / 次，超声雾化吸入 4.6 元 / 次，氧化雾化吸入 5.7 元 / 次，高压泵雾化吸入 5.7 元 / 次，但赋分后均为 0.2 分（附录二）。某护理单元一个月的治疗、专科护理量得分等于该护理单元每种治疗、专科护理操作本月实际操作次数乘以该项目的得分相加所得的总分数。由于都是信息系统中提取数据、运算，所以操作方便、不费时。

护理单元某月治疗、专科护理量得分计算方法：治疗、专科护理量得分 =a1 治疗、专科护理操作次数 × a1 项目赋分系数 +a2 治疗、专科护理操作次数 × a2 项目赋分系数 +……+an 治疗、专科护理操作次数 × an 项目赋分系数

（4）护理单元工作数量计算：工作数量分值 = 占床日数得分 ×20%+等级护理得分 ×40%+ 治疗、专科护理量得分 ×40%。为什么护理单元工作数量计算方案中占床日数占 20%，其余两项占 40%？第一，占床日数不是护士能独立影响到的数据；第二，患者的轻重、治疗、护理工作量的大小是护士每天的切身感受，也是护士对护理单元工作量衡量最直接的指标。因此，适当增加这两项的比例有利于护士对结果的认同。至此护理单元绩效考核中最基础的一部分已经解决，即如何衡量护理单元工作数量问题已经解决。

3. 护理单元工作效益 护理单元工作效益这一指标与该护理单元的护理收入和护理成本有关,旨在倡导大家开源节流,促进护理单元做好成本控制和新业务开展工作。

工作效益单位是元,怎么和分值一起计算呢? 这里就引入了每千元价值数这个概念。价值数是会计学中的概念,指为一组商品或服务在某日的平均价格与类似的一组商品或服务在另一日的平均价格之比。医院每千元价值数由经管处根据每月医院整体的运营情况计算得出。

工作效益分值 = 效益(总收入 - 成本)/1 000 × 医院每千元价值数

4. 工作质量、患者满意度的体现 护理单元绩效考核方案将工作质量和患者满意度以护理单元质量月考核得分百分比的形式体现计算,旨在将绩效考核落到实处。这样护理单元的工作质量和患者满意度实实在在与护理单元的绩效金额挂钩了,干好干坏自然不一样了!

(1)护理单元质量考核分类:根据护理单元性质和工作特点,甘肃省人民医院护理单元质量考核分为两大类,一般护理单元和特殊护理单元。内、外、妇、儿等临床护理单元都是一般护理单元,手术室、消毒供应中心、中央运输部、洗涤中心等为临床护理单元服务的护理单元都是特殊护理单元。

一般护理单元月考核得分由护理质量检查(50%),理论、技能考核结果(10%),护士长夜查房得分(20%)和患者满意度调查得分(20%),部分组成,满分 100 分。

特殊护理单元月考核得分仅由护理质量检查(70%),理论、技能考核结果(10%)和满意度调查得分(20%)三部分组成,满分 100 分。

特殊护理单元的满意度调查是内部满意度,不是患者满意度。因为特殊护理单元直接服务对象是医院内部的员工不是患者,员工的满意度直接反映特殊护理单元的工作质量。如手术室等护理单元主要服务于医生,就是测量医生对手术室的满意度;洗涤中心、消毒供应中心、中央运输部主要服务于护士,就是测量护士对洗涤中心、消毒供应中心、中央运输部的满意度。

(2)护理单元质量考核实施:有了考核内容,关键是要把其落到实处,也就是考核实施。此处仅以各医院中最普遍、数量最多的一般护理单元为例进行阐述。

根据一般护理单元月质量考核得分构成可以看出,质量考核要想得高分就得重视护理质量检查,护士理论、技能考核,患者满意度和护士长夜查房4个环节,体现了护理部对护理单元工作质量的要求维度。

占50%比重的护理质量检查由基础护理质量、危重患者护理质量、病区管理质量、抢救物品质量和护理文书书写质量5方面构成。这5方面检查内容分别由5个质量检查小组负责。质量检查小组组长由1名大科护士长担任,组员由4~5位临床一线护理单元护士长构成,工作职责为负责检查标准的制订、培训,组织实地检查,检查结果的汇总、反馈。护理部每年年初制订一整年的每月护理质量检查计划并下发各护理单元,每个月只检查一到两个方面,检查时护理部参与。其目的是让全院各护理单元跟着护理部的步调有计划地加强各自护理质量管理,而不是为检查而检查。通过制订检查标准—培训检查标准—告知检查项目—实地检查—结果反馈5步,护理部把检查变成了帮助护理单元提高护理质量,护理部与护士长的"心"贴近了。一般护理单元质量考核基础项目得分中占10%比重的理论、技能培训(详见第三章分层培训),主要体现护理部对护士继续教育的重视,业务能力强的护士可以从根本上保证患者安全。通过把理论、技能培训得分作为独立的条目纳入护理质量月考核得分体系,护士、护士长自发的重视理论和技能培训,护理部再也不用靠点名、签到督促护士学习了。

一般护理单元质量考核基础项目得分中占20%比重的护士长夜查房由护理部直接安排护士长进行夜查房。夜查房的检查时间不固定,护理单元不固定,必须检查的项目不固定,目的有三点:①加强夜间、节假日等护理质量薄弱时段的管理;②侧面了解各护理单元实际护理质量情况;③需要时帮助协调解决临床困难。夜查房由两位护士长完成,检查日护理部临时通知参与检查的护士长。根据护理部要求在指定时间段到相应的护理单元根据检查内容进行检查,夜查房护士长仅负责客观记录看到的情况,分数由护理部根据整体检查情况把控给分。夜查房是护理质量月检查的有益补充,如果把护理质量检查比作开卷考试,那夜查房就是闭卷考试;如果把护理质量检查比作期末考试,那夜查房就是随堂测验;两者相辅相成,目的是多角度提高护理质量。

占 20% 比重的患者满意度指标,由护理部委托第三方机构完成,每月
每个护理单元抽取不低于 50% 的患者进行调查。

护理部在护理质量检查,理论、技能考核,护士长夜查房和患者满意度
这 4 个核心考核维度之外,还设立了其他加减分项。如护理单元成功开展
新业务、新技术并能持续,给予 5 分 / 次的加分;护理不良事件未按规定上
报,给予 5~10 分 / 例的减分。加分项是护理部鼓励、倡导的行为,是护理
单元需要努力才能够到的目标,是各护理单元努力的方向;减分项是护理
部力争杜绝、制止的行为,是各护理单元工作中应注意避免的事项。其他
加减分项主要用于激励护理单元"扬长"和"避短",通过加减分项可以更
加全面地评价护理单元的工作。

护理部在每月的护士长例会上分析、反馈全院本月护理质量考核情
况,并下发各护理单元的检查得分,见表 6-4。

表 6-4　一般护理单元护理质量月考核得分(分)

护理单元	护理质量	理论、技能考核	夜查房	满意度	其他减分	总分	平均分	最高分
A	92	81	98	100	0	93.7	93.8	96.5
B	96	50	94	100	0	91.8	93.8	96.5
C	98	80	100	90	0	95	93.8	96.5

管理范例

以分数论英雄

今天是护士长例会的日子,每到这个时候神经内科杨护士长就
很紧张,她不知道这个月自己护理单元护理质量考核得分怎么样,
一到会场她就赶紧去领护理质量月考核得分条,拿到得分条第一眼
就去看总分,接着看全院平均分和最高分。谢天谢地,总算高于平均
分!心情的紧张程度真不亚于上学时期的期末考试。

通过每月护理考核结果反馈，护士长可以知晓自己护理单元这个月护理质量在医院的水平，是高于平均分还是低于平均分？与最高分相比差了多少？通常，护理单元得分低于平均分时护士长就很紧张，这一定程度上反映护士长的质量管理水平低于全院平均水平。是不是有点像以前学校的成绩排名？但是这个不是从高到低的排名，也不是公开的排名。每位护士长拿到的得分条只有自己护理单元那一栏。这样做既保留了排名的激励作用，又保护了得分较低护理单元护士长的颜面。通过详细分析每一项得分，护士长还可以知道护理单元这个月到底是哪部分存在不足。从表6-4中可以看出，B护理单元本月护理质量得分低于平均分。分析每一项发现，问题主要出在理论、技能考核这一方面（理论、技能考核部分详见第三章）。这就提示护士长在今后的工作中要督促护理单元内的护士进行理论知识学习和技能操作的练习。

（3）以质量考核为依据进行护理单元绩效管理：假设表6-4中A、B两个护理单元绩效应发额均为10万元，经过护理质量月考核，A护理单元能拿到93 700元，但B护理单元仅能拿到91 800元。护理部的"指挥棒"作用显现了，护理部质量考核再也不是一句空话了！

护理部按照以下步骤计算护理单元绩效对护理单元进行按劳分配：

护理单元绩效（元）=护理单元绩效考核分 × 医院每分价值数（元/分）

（备注：医院每分价值数由经管处根据每月医院整体的运营情况计算得出。）

护理单元绩效考核分=（工作数量分值 ×70%+工作效益分值 ×30%）×护理单元质量月考核分 %

工作数量分值=占床日数分值 ×20%+等级护理分值 ×40%+治疗、专科护理工作量分值 ×40%

工作效益分值=效益（护理收入 – 护理成本）/1 000× 医院每千元价值数

（备注：工作效益分值由经管处核算提供。）

一般护理单元质量月考核分=护理质量检查得分 ×50%+护士理论、技能考核得分 ×10%+夜查房得分 ×20%+满意度得分 ×20%

特殊护理单元质量月考核分=护理质量检查得分 ×70%+护士理论、技能考核得分 ×10%+满意度得分 ×20%

管理范例

A护理单元某月绩效工资计算方法

A护理单元45张床，本月床位平均使用率95%，出院患者数190人；等级护理量：一级护理580日，二级护理705日；治疗、专科护理量总分5 000分（由于治疗、专科护理操作项目100多项，不再分开举例），工作效益分值2 000分，护理单元质量月考核分94分，A护理单元等级护理系数为1.7，请计算A护理单元本月绩效考核分。如果医院本月每分价值数为8元/分，请计算A护理单元本月绩效和质量考核扣款。

工作数量分值 =1 472.5×20%+8 525.5×40%+5 000×40%=5 704.7（分）

1. 占床日数分值 =45×95%×30×1+190×1=1 472.5（分）

（计算方法详见占床日数赋分）

2. 等级护理分值 =（580×5+705×3）×1.7=8 525.5（分）

（计算方法详见等级护理赋分）

护理单元绩效考核分 =（5 704.7×70%+2 000×30%）×94%=4 317.692 6（分）

护理单元绩效 =4 317.692 6×8=34 541.540 8（元）

护理单元质量考核扣款 =（5 704.7×70%+200×30%）×（1-94%）×8=2 204.779 2（元）

（二）护理单元按劳分配

护理单元绩效考核和薪酬分配方案解决的是护理部层面如何客观、公正地评价每一个护理单元的劳动贡献大小，并根据贡献大小进行按劳取酬的问题。仅仅完成这一步还是没有解决护士收入与工作量不匹配，"同工不同酬"的问题，护士也就不能真正得到绩效改革的好处。因此，绩效改革的第二步是建立护士个人绩效考核方案。

1. 对护士进行岗位管理 即护理部统一班次，确定护理单元岗位和

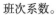

班次系数。

护士个人绩效考核的难点在于如何评价医院上千名护士的劳动贡献大小，护士的劳动贡献不是由学历、职称、工作年限、经验或者用工性质决定的，而是与工作期间护理患者的数量、质量、患者的满意度、风险程度密切相关。护理工作具有其自身特点，是人力密集型工作，工作中以团队协作为主，因而对护士个人绩效结果较难考核。根据甘肃省人民医院绩效改革当时的情况，无法准确获得每一名护士直接的工作量。但是护士都是按岗位、班次上班的。岗位不同、班次不同，工作的内容不同，风险不同。要想通过护士岗位和班次间接管理护士工作量，就先要对护士进行岗位管理（详见第四章、第五章）。

改革后，一般护理单元的护理岗位统一为6类，分别为护士长、总务护士、办公护士、责任组长、责任护士、助理护士岗位。接着制订每个岗位的岗位说明书，规范了全院同一岗位的工作职责、流程和任职资格（任职资格详见第二章）。

统一护士岗位设置后，又规范了一般护理单元的班次。一般护理单元只能有 D、A、P、N 四种班次。

每名护士、每个班次的工作量加在一起就构成了护理单元整体的工作量，护理单元的工作量是量化、可提取的。把护理单元整体的工作量根据班次和岗位进行分割，就能得到某个班次、某个岗位的工作量，进而得到护士个人工作量。那应该怎么分割呢？这里使用了一个数学方法，对岗位和班次给予系数，相当于赋分。

（1）岗位系数：通过前期科室定岗，全院一般护理单元同一岗位工作内容基本相同，仅有小的区别是为了适应专科护理的特点。如不同护理单元总务护士的工作内容大致一致，所以全院凡从事同一岗位护士的劳动量有比较的基础。但科室性质不同，同一岗位还是存在一些差别。

如骨科总务护士要管理换药室，而心内科由于无换药室总务护士则没有这一工作内容。两个科室之间同一岗位工作量还是存在一定差异。因此，护理部根据5种临床护理岗位工作量、工作风险、工作难易程度的不同，在广泛调研的基础上给每一个岗位确定了一个岗位系数范围（表6-5）。护理单元可以在护理部指导意见的基础上根据护理单元实际情况确定5种临床护理岗位的系数。既保证了 5 种岗位系数的院内公平性又给了护理单元一定的灵活性、满足其业务特点。

（2）班次系数：护理工作不是 8 小时制，不是一个班种。班次不同，同一岗位护士的工作量、风险不同。如夜班 2~3 个甚至一个护士负责整个病房患者的安全，显然比白班护士风险大。

如外科手术患者多在下午或晚上手术结束返回病房，下午班工作量明显大于上午。因此，必须充分考虑班次的区别，让护士不白熬夜班，工作贡献得到应有的体现和认可。A、P、N 班的班次系数，护理部给出了一个全院的系数范围，见表 6-5，护理单元可以在护理部指导范围内根据护理单元实际情况确定具体数值。

表 6-5　护理部岗位、班次系数指导范围（分）

岗位	总务护士	办公护士	责任组长		责任护士			助理护士
班次	D	D	D/A	D/A	P	N		D
系数	0.8~1.0	0.9~1.1	1.0~1.2	0.9~1.1	1.1~1.5	1.5~2.4		0.5~1.0

（3）确定每个护理单元的岗位、班次系数：由于临床最多的岗位是责任护士岗位，护士对责任护士岗位的工作量最清楚，因此一般护理单元均以责任护士 D 班或者 A 班这一岗位工作内容、风险、工作量为基准值，根据这一基准值给其他岗位定系数。

管理范例

呼吸科与心内科的岗位、班次系数

呼吸科护理单元责任护士岗位 A 班很忙碌，护士们均认为系数应该是护理部规定的最大值 1.1，1.1 即为该护理单元的基准值，全科护士根据这个基准值再讨论确定其他班次和岗位的系数。呼吸科护理单元 N 班急诊多、风险大，护士均同意将 N 班系数确定为最大值 2.4。随后将总务护士、办公护士、责任组长、责任护士 P 班的工作内容、风险和工作量与责任护士 A、N 班进行比较，由护理单元内所有护士打分后确定这些岗位和班次的系数。最终,呼吸科护理单元在全体护士的表决下确定责任护士岗位 A 班系数1.1,P 班1.4,N 班2.4;责任组长系数1.2,办公护士系数1.1,总务护士系数1.0。

心内科护理单元各班系数与呼吸科略有不同,责任护士岗位 A 班系数0.9,P 班1.2,N 班2.4;责任组长系数1.1,办公护士系数1.1,总务护士系数0.8。

这两个护理单元之间同一岗位、班次系数不同,正体现了医院对不同护理单元护士工作的认可。呼吸科护理单元患者治疗工作量非常大,A 班 P 班护士忙得不可开交,A 班 P 班的系数都是定的最高值。心内科的专科特点与呼吸科不同,全天治疗护理工作量不大,但是对夜班护士的业务素质要求非常高,常常有抢救,因此心内科护理单元的夜班系数高,A 班 P 班的系数低。

(4) 岗位、班次系数变成护士工作量:正如前面提到的临床护理工作是繁杂、琐碎的,也是团队协作的工作,因此比较护士个体的劳动就有一定的难度。但有了岗位和班次系数,一个月护士的工作量就以数字的形式体现出来了,有了比较的基础。

小王和小张谁的工作量大?

普外一科王护士本月一共上了22天班,其中10天的岗位是责任组长班,12天的岗位是办公护士班,班次均为 D 班。张护士本月一共上了22天班,均为责任护士班,包括13个 A 班,6个 P 班,3个 N 班。如何比较这两位护士的劳动量?

普外一科责任组长岗位系数为1.1,办公护士岗位系数为1.1,责任护士岗位 A 班系数为0.9,P 班为1.2,N 班为2.0。王护士、张护士两位护士的月工作量比较,见表6-6、表6-7。

表6-6 王护士月工作量统计(分)

护士	上班天数	责任组长岗(天数)	系数(/班)	办公护士岗(天数)	系数(/班)	合计(月)
王护士	22	10	1.1	12	1.1	24.2

表6-7 张护士月工作量统计(分)

护士	上班天数	责任护士A班岗(天数)	系数(/班)	责任护士P班岗(天数)	系数(/班)	责任护士N班岗(天数)	系数(/班)	合计(月)
张护士	22	13	0.9	6	1.2	3	2	24.9

这样就得出张护士比王护士工作量多0.7分。岗位设置时经过大科护士长、全院护士长和护理单元内岗位管理小组多次讨论确定岗位工作内容,所以各护理单元在进行科室定岗和按级上岗时没有出现混乱和无法解决的问题。护理部岗位和班次系数指导范围也是在广泛征求护理单元岗位管理小组意见形成初步方案的基础上,再经过大科护士长和部分护士长根据岗位工作内容、工作量、风险程度、技术难度等指标,多次讨论、表决后确定的。假定每位护士都能按照岗位说明书保质保量地完成该岗位的工作,那么岗位系数和班次系数就能代表护士的劳动贡献大小。这样就实现了护士个人劳动的量化比较。

2. 对护士进行层级管理

管理案例

周老师和小张的绩效应该一样多吗?

周老师和小张是普外一科护理单元的两位护士。普外一科手术多,P班都是两位护士一起上班,考虑到强弱搭配保证病房安全,护士长安排周老师和小张一起上班。周老师经验丰富、统筹能力强、危重患者观察处理细致,和周老师上班小张开心、值班医生放心。护士长也把更多的责任压给周老师,周老师要检查、指导小张的工作。这个月算绩效时小张和周老师上的岗位和班次都一样,工作量积分一样多,您认为周老师和小张绩效应该一样吗?

从上面的案例不难看出,护士工作量计算时仅考虑岗位、班次系数是不完整的,同样的岗位和班次,不同年资、水平的护士上班,最终工作的质量、患者的满意度是不同的。这里引入护士层级系数的概念,用以体现护理部对不同层级护士从事同一岗位和班次的工作量认可。

甘肃省人民医院将护士分为 N0~N5 六个层级,层级越高评定要求越高,层级系数越高,见表 6-8。

表 6-8 护士层级系数

层级	N5	N4	N3	N2	N1	N0
系数	1.2	1.15	1.1	1.05	1	0.5~1

回到周老师和小张的案例,根据护士分级,周老师是 N3 级护士,层级系数 1.1;小张是 N1 级护士,层级系数为 1。小张和周老师这个月上的所有班岗位、班次都一样,最终工作量积分周老师是小张的 1.1 倍。假定小张本月工作量积分 24.9,周老师就是 27.39。别小看这 0.1 的差别,这不仅是对周老师工作能力的肯定,也明确了小张和周老师工作量的差别,也用绩效工资这一实实在在的形式体现了差别。

3. 护士绩效考核中体现护理质量、效果、患者满意度 仅有护士的劳动量还不行,还要看护理的结果。如果一个护士本月上班很多,可是护理差错也不少,那怎么对她的劳动进行绩效考核和薪酬分配呢?因此,护士个人的绩效考核也要与护理质量考核相结合,体现其护理患者的质量、效果和患者的满意度。

甘肃省人民医院实行三级质控体系,护理单元内部也是三级质控体系。护士本人先对自己完成的工作进行一级质控,质控小组再进行二级质控,护士长最后进行三级质控。护理部对护理单元有明确的质量考核方案,护理单元内部将医院质量考核方案进行分解,对护士个人工作有标准、质控小组工作有要求。护理单元内部对护士的质量考核和绩效分配方案由护理单元自主制订,必须经过 2/3 的护士同意,并报护理部和经管处备案,护理部不直接参与护士个人的质量考核和绩效分配。

如神经内科护士质量考核和绩效分配方案中规定,护士个人工作质量月考核由护理文书书写质量、基础护理质量、危重患者护理质量和其他四部分组成,满分 100 分。护士个人对自己管理的患者护理质量和文书书写质量负责,科室的护理文书书写、基础护理和危重患者护理质量质控小组成员每周对科室护理工作进行抽查并将结果记录在质控本上,护士长参考质控小组记录确定护士长质控的重点内容。对于质控小组检查出的问题、护士长检查出的问题和护理部夜查房、月质量考核检查出的问题,依据质量考核和绩效分配方案中的规定进行扣分。对护士工作质量的考核不只有扣分项还有加分项,如为科室排忧解难、堵住差错、得到患者表扬、理论、技能考核高分通过等都是加分项。

通过护士工作质量考核和绩效分配方案不仅可以奖优罚劣,还进一步树立了科室的正气。护士长对护士的工作进行质量考核再也不是护士长的个人行为了。

护理单元按照以下步骤对护士进行按劳分配:

护士个人绩效(元)= 护士个人本月绩效考核分 × 护理单元每分价值数

(备注:每分价值数等于该月护理单元总绩效除以所有护士本月岗位、班次系数总分。)

护士个人绩效考核分 = 工作数量分值 × 个人层级系数 × 个人质量月考核分%。

小王、小张护士的绩效工资分配

普外一科护理单元 N3 级王护士本月一共上了 22 天班,其中 10 天的岗位是责任组长班,12 天的岗位是办公护士班,班次均为 D 班。N2 级张护士本月一共上了 22 天班,均为责任护士班,包括 13 个 A 班,6 个 P 班,3 个 N 班。普外一科护理单元责任组长系数为 1.1,办公护士为 1.1,责任护士 A 班系数为 0.9,P 班为 1.2,N 班为 2.0。王护士本月质量考核分 95 分,张护士质量考核分 97 分,普外一科护理单元本月每分价值数为 100 元,请计算两位护士本月绩效。

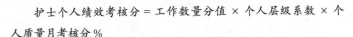

护士个人绩效考核分＝工作数量分值 × 个人层级系数 × 个人质量月考核分％

王护士本月工作数量分值 =24.2（表6-6）

张护士本月工作数量分值 =24.9（表6-7）

王护士个人绩效考核分 =24.2×1.1×95%=25.289

张护士个人绩效考核分 =24.9×1.05×97%=25.360 65

护士个人绩效（元）＝护士个人本月绩效考核分 × 护理单元每分价值数

王护士个人绩效 =25.289×100=2 528.9 元

张护士个人绩效 =25.360 65×100=2 536.065 元

五、改革推进——层层解读、动态调整

改革最终需要让方案走进工作、走进科室,进入护士乃至全院医护人员的思想,进而转化为行动,转化为效益,体现改革强大的生命力。特别在改革推进初期,要充分地解读方案,让大家都读懂改革,只有读懂改革才可能支持改革,形成上下一心齐抓改革的良好氛围,不能让大多数人觉得改革事不关己、高高挂起,更要避免误读改革、误解改革。

甘肃省人民医院的做法是首先用数据来模拟,检验护理绩效改革方案的科学性、正确性,将最近半年的数据带入方案进行验证分析。结果让改革小组的人员感到兴奋,运用改革方案,护理单元绩效分配结果更符合护理单元的工作量;方案初步形成后,首先在小范围进行讨论,主要是召集科护士长和部分创新意识较强的护士长进行讨论完善。然后召开全院护士长会议,向护士长解读护理单元绩效考核方案,并要求护士长向科室护士解读改革方案。方案执行前,医院多次组织集中学习和讲解,帮助理解消化,改革小组的人员负责答疑解惑,同时将好的建议及时吸收到方案之中。各方面条件都成熟后,医院统一组织,各部门、各护理单元严格执行,在执行的过程中发现小的问题及时调整。目前,已基本形成了全员支持、护士拥戴、护士离职率大幅降低、患者满意度大幅提高以及医院、医生满意的良好局面。

六、管理小贴示

(一)医护绩效分开解决根本问题

医生、护士工作内容不同,特点不同,以医疗指标为主考核科室整体工作等医护绩效不分开的方式势必会忽视不同护理单元工作的特点,造成部分护理单元工作量小收入高,给护士群体带来的不公平感和附属于医疗的无成就感,不利于护理专业和护士个人发展。以医疗指标为主势必会忽视不同护理单元工作的特点,造成部分护理单元工作量小收入高,带来护士群体的不公平感和附属于医疗的无成就感,不利于护理专业和护士个人发展。

(二)建立三级绩效管理体系,厘清各级责权

医院对全院护理工作进行绩效考核与薪酬分配;护理部负责护理单元的绩效考核与薪酬分配;护士长负责护理单元护士的绩效考核与薪酬分配。

(三)护士长的绩效工资由护理部直接发放,找到解决问题的有力抓手

护士长的绩效工资由护理部直接发放,不再从科室里拿一分钱,从制度上保证护士长进行护士绩效考核与薪酬分配时更加客观、公正。

(四)深入分析、确立衡量护理单元、护士个人工作量的量化指标,将方案落到实处

完善、细化绩效管理方案,找到对护理工作有代表性的绩效考核指标是绩效改革最重要和最复杂的工作,是整个绩效改革成败的关键。绩效考核指标一定要对护理工作有代表性、可量化、方便提取、数据可靠。随着信

息技术在护理领域的应用,使用移动护理信息平台有望实现护士个人工作量的直接测量。

(五) 层层解读、谨慎推进,发挥改革效益

在初期,要充分地解读改革方案,避免误解改革方案。方案执行前,要组织集中学习和讲解,帮助理解消化,同时将好的建议及时吸收到方案之中。条件成熟后,严格执行方案,发现问题及时调整。

(杨小春)

第七章
护士长分级管理

一、分级管理之前——一把尺子量到底

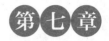

令人头痛的年度考核

某医院有正副护士长 50 余名,2018 年年底例行护士长年度综合考核。在此医院工作的张护士长、王护士长、李护士长考核结果均为合格,且排名差距不大。然而,当考核结果公布的时候,还是引起了不小的震动。

原因在于三位护士长在平日的工作和管理能力上各有千秋,然而最终的考核排名却不分上下,让大家很不信服。张护士长担任护士长工作 12 年,技术精湛,临床和管理经验丰富,执行力和创新能力强,科室护士团结、积极向上,并积极配合护理部开展护理质控、培训等工作;王护士长担任护士长工作 12 年,虽也技术精湛,临床和管理经验丰富,但满足现状,不思进取,对医院整体护理工作漠不关心,执行力较差,与张护士长存在明显反差;李护士长参加工作 5 年,新竞聘上岗担任护士长不足两年,护理学硕士学历,科研教学能力强,技术较精湛,虚心好学,但临床经验和管理经验较缺乏。

那么,传统的年度考核方式问题在哪里呢?

案例中所描述的情境在护士长的考核中是较为普遍现象,许多医院也许正在年复一年重复这样单调且缺乏意义的考核工作。更有甚者,一些医院没有实施对护士长的年度考核和任期考核,一旦担任护士长即为终

身制,一干到底。由此导致了诸多问题:第一,既然是干好干坏一个样,本来表现优秀的护士长得不到激励,最后容易随波逐流,不利于护士长的成长;第二,真正有才能、完全能胜任管理岗位的护士长看不到发展前景和成长的希望,容易滋生惰性,不利于青年人的成长;第三,表现不好的护士长不被惩罚,甚至没有退出机制,护士长们就会倾向于待在自己的"舒适位置",不利于营造积极向上的团队文化;第四,长此以往,整个护理团队就容易形成消极的、得过且过的氛围,护士长们不仅不努力学习新理论新知识,对科室的发展也没有思路和建设性意见,作为护理管理的中坚力量,护士长对于医院和科室的发展承担着重要的角色,这种氛围将更加不利于护理队伍的整体管理。

知名的绩效管理专家迪克·格罗特(Dick Grote,1940年—)曾在《哈佛商业评论》中写道:"很显然,在衡量团队成员相对的功劳大小时,这种一团和气的评估结果毫无用处。"事实上,严肃、认真地进行护士长考核,对护士长团队的管理才有价值,否则就会流于形式。因此,抓住护士长考核的要害,切入主题,从真正意义上管理好护士长这个团队,挖掘她们潜力,培养她们的才能,才能避免目前考核中存在的"隔靴搔痒"问题,真正起到变压力为动力,激发工作热情的目的。

那么,目前部分医院对护士长考核究竟存在哪些问题呢? 首先,对护士长的考核周期长短不一,多数医院仅有年度考核,小部分医院有月考核,年度考核由于周期过长,考核结果更偏重于主观印象得分;其次,考核的主体过于单一,如仅由科主任或者护理部进行考核,或者由考核小组进行考核,缺乏360度全方位考核;再次,考核内容过于抽象,表现为定性有余、定量不足,导致考核过程主观性较强,最常见的就是医院所有岗位均采用传统的德、能、勤、绩四个维度的考核方法,不仅没有设立客观指标和标准,而且没有体现护士长岗位的特点,最终导致考核流于形式,没有很好地运用其在管理中的激励和杠杆的作用;这也是目前护士长考核中的核心关键问题。

综上所述,护士长考核是护士长绩效管理的关键环节,而护士长考核内容、目标和标准的制订,决定了考核是否能真正地反映医院和护理团队的目标。如何确定考核内容、目标和标准呢? 考核内容不应简单地理解为德、能、勤、绩,而是应该与护士长的岗位职责密切相关。这里首先要明确护士长的岗位职责。

某医院护士长岗位职责

1. 在护理部主任、科护士长领导下和科主任业务指导下，根据护理部及本科工作计划，制订护理单元工作计划，并组织实施。做到月有重点，季有分析，年有总结。

2. 负责实施护理单元的科学管理、合理分工、弹性排班；检查落实各项规章制度；保持护理单元环境的整洁、安静、安全；加强陪护、探视人员的管理；做好各类设备、药品和物品的管理。

3. 负责护理单元整体护理工作质量，参加并指导疑难危重、大手术患者的抢救及护理。对新入院患者及时见面沟通，督促护士严格履行职责、执行各项规章制度和技术操作规程，在提供护理服务前履行告知义务。加强医护配合；预防护理不良事件和医院感染的发生。

4. 负责所在护理单元的护理学科建设、人才队伍建设及科学研究，按照医院及护理部的整体部署，制订计划并组织落实。

5. 定期召开护士会议，分析讨论护理质量及规章制度落实情况。加强科室护士责任意识，改善服务态度，遵守劳动纪律。

6. 了解科室护士的思想动态、业务能力和工作表现，提出护士岗位职责考核、奖惩和培养使用意见。

7. 参加科主任查房、疑难危重病例及死亡病例讨论，组织本科护理查房和护理会诊，审阅修改护理文书；指导护士应用护理程序为患者提供优质护理服务。

8. 积极开展准入的护理新业务、新技术，推进专科护理的发展，扩大专科护理影响力。

9. 根据护理部分层培训的要求，组织护士业务学习和技能培训及考核，安排进修、实习、见习护士的带教培训。

10. 根据护理部绩效考核方案，制订护理单元护士绩效考核方案并实施考核及分配。

11. 定期召开医患沟通会,听取患者对医疗、护理及饮食等方面的意见,改进护理单元管理工作。

12. 负责护理员、保洁员的管理。

13. 完成医院、护理部交办的各项工作。

以上范例的护士长岗位职责,正是绩效考核的内容;基于这些内容,再设立考核的目标和标准。问题在于:综合医院的护士长群体构成一般较为复杂,学历上包含研究生、本科、大专等,管理经验有长有短,年龄上可能有老中青三代,如可能有工作30年的护士长,也有刚刚担任护士长的年轻人,对于相同的工作内容,如果我们用一个考核标准去衡量工作绩效,那么是否是真正的合理?另外,近年来随着医院的发展和学科的不断壮大,许多年轻且学历高的护士走上了护理管理岗位,这些年轻力量为医院护理学科的发展输入了新鲜的血液,与此同时,由于临床经验不足等种种原因,年轻的护士长在实际工作中仍然存在一些管理短板;而这个群体与在临床护理一线长期工作成长起来的护士长,是否有着截然不同的特点、优势和劣势?对于她们,即使岗位职责相同,我们用一个考核标准去衡量工作绩效,是否能起到预想中的激励作用?答案是否定的!目标设定的首要原则就是:经过努力能够达到。如果这个目标太高,大部分人会选择放弃;如果太低,轻而易举就能达到,也就起不到激励的作用。

因此,针对年资不同、经验不同、甚至是学历不同的护士长,我们应该设定不同的标准。而设定不同标准的前提,首先就是进行护士长的分级。换言之,只有将护士长按照管理能力进行分级,才能够按照其不同管理能力的级别分别设定不同的考核标准,达到使每一层级的护士长都能受到激励和鼓舞,从而不断努力的目的,这是进行护士长分级管理的思想源泉。另一方面,面对一个管理能力和水平层次不齐的护士长团队,如何激发各类护士长的工作主动性与创造性,体现各级护理管理人员的价值,做到能级对应,用机制激励护士长并调动其积极性,既提高护理团队的整体管理能力,又满足护士长个人发展需求,采取有效措施来提高护士长竞争意识和管理水平,这是进行护士长分级管理的现实需求。

二、护士长分级——搭建梯队促管理

护理部主任的难题

某医院俞护士长已晋升为副主任护师,科室精细化管理成绩显著,流程优化、创新不断产出,而且她在做好科室工作的同时,积极参与医院的护理质控、护理教学等工作,兼任院基础和危重护理质控小组组长,积极为医院护理的发展献计献策,很多建议被医院采纳并全院推广。

有一天,俞护士长郑重其事地来找护理部肖主任:"主任,这些年我一直努力工作,不仅做好自己科室的工作,而且也在尽全力协助护理部开展工作,但是私底下要好的朋友跟我说,有些护士长说我吃饱了撑的,吃力还不讨好;某些人啥也不干,照样护士长当得好好的;所以我很苦恼,真不知道该怎么做了!"

肖主任听了她的话,陷入了沉思:是啊,护士长们管理能力和水平参差不齐,协助护理部工作的投入程度也不一样。但按照以往的规定,护士长们每月的岗位津贴和责任绩效却必须是一样的,这样工作积极肯干的必定吃亏啊。那么,如何从机制上解决这个问题呢?

开展护士长岗位的分级管理势在必行。因为只有对护士长进行分级管理,才能按照不同的级别制订绩效目标,设定考核标准,确定不同的岗位津贴,才能从根本上解决案例中存在的核心问题。

开展护士长岗位的分级管理,一方面有利于建立有效的竞争机制,充分调动护士长的积极性,从而加强护理管理队伍建设,提高护士长整体素质,提高护理团队执行力,确保护理质量与安全,促进护理的管理科学化、规范化、制度化;另一方面有利于按照管理者的成长轨迹培养护士长,使护士长们循序渐进地从管理的"新手"逐步成长为管理"专家",促进其自身素质和管理水平的不断提高;更重要的是,有利于打破护士长之间无压力、无竞争、无进步意识的局面,营造良好的护理团队管理文化,积极向上的管理氛围,改变护士长管与不管、管好与管坏都一样的工作局面,增强护士长的工作责任心,激发护士长的工作热情,同时深化护士长的危机意识和竞争意识。

要对护士长进行分级管理,需要解决好以下几个问题:第一,以激励、竞争、鞭策为目的的护士长岗位分级管理体系包含哪些组成部分? 第二,护士长分为几级合适? 以什么标准确定每个护士长的级别? 又如何晋级? 第三,如何对每一层级进行考核? 考核内容及周期如何设定? 第四,考核与晋级、考核与岗位津贴之间如何有机地结合? 第五,是否需要建立护士长退级乃至退出的机制?

文献回顾表明,国内外目前尚无较为成熟的护士长分级管理方面的模式或者经验可以借鉴,以上问题都要通过专家咨询、管理实践等方式逐一回答和解决。鉴于此,甘肃省人民医院的尝试更具有重要的实践意义。在卫生部《关于实施医院护士岗位管理的指导意见》的指导下,根据医院和护理学科发展的要求,结合医院护士长队伍的实际情况以及护士长的成长轨迹进行综合分析,形成了护士长分级管理体系。

甘肃省人民医院护士长分级管理体系包括分级、晋级、考核、绩效系数四个部分,本节重点介绍前两个部分。按照护理管理者的成长轨迹将护士长分为初级护理管理者、中级护理管理者、高级护理管理者、护理管理专家4 个层级,即 M1、M2、M3、M4。那么这四级的关系是什么呢? 请看图 7-1、图 7-2。

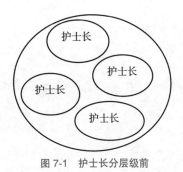

图 7-1　护士长分层级前　　　　　　图 7-2　护士长分层级后

通过分级,把原来团队中无序排列的护士长们排成一个金字塔形的结构,要求的管理能力逐级递增,人数逐级递减,即形成一个从初级护理管理者、中级护理管理者、高级护理管理者到护理管理专家的稳定金字塔。护士长分级,对于整个护理团队,是形成护理管理人才梯队,保障护理管理队伍的可持续发展;对于护士长个体,按照其目前的护理管理经验、能力及管理成效等为其找到合适的位置,同时铺设一个成长的阶梯,让护士长明确成长的方向和路径。

M4(护理管理专家)位于顶层,是在医院护理领域及管理方面非常突出的、有影响力的护士长,设置该层的目的是培养和树立医院的护理管理标兵,是护士长们追求的最高目标,使之在全院护士长团队中"鹤立鸡群",这一层级人数要少,但位于该层级的护士长应该都是公认的管理"能手"。M3(高级护理管理者)次之,是通向顶层的必经之路,但仍要经过多年的管理和临床实践的磨砺,是护士长中的优秀代表;M2(中级护理管理者)再次之,位于该层的护士长应是已经具备了一定的管理经验和能力,在工作中表现稳定,即使不是很出彩,但日常管理也不存在问题的护士长;最后一层是 M1(初级护理管理者),是刚刚走上护士长岗位,还需要历练和考验的一部分同志;另外,M1 层级也包括已经工作了一段时间,但管理成效仍然不显著,需要继续锻炼的护士长。

确定了护士长分级的整体思路,下一步就是确定各层级护士长的定级、晋级条件。

某医院护士长定级、晋级条件

(一) M1 级定级条件

1. 主持工作年限小于 5 年。

2. 主持工作年限大于等于 5 年,小于 10 年,管理业绩得分未达到 M2 定级条件。

(二) M2 级定级、晋级条件

1. 主持工作年限大于等于 5 年,小于 10 年,累积 5 年管理业绩得分位于全院护士长考核名次前 70%。

2. 主持工作年限大于等于 10 年,小于 15 年,管理业绩得分未达到 M3 定级条件。

(三) M3 级定级、晋级条件

1. 主持工作年限大于等于 10 年,小于 15 年,累积 5 年管理业绩得分位于全院护士长考核名次前 40%。

2. 护士长主持工作年限大于等于 15 年,管理业绩得分未达到 M4 定级条件。

(四) M4 级定级、晋级条件

主持工作年限大于等于 15 年,累积 3 年管理业绩得分位于全院护士长考核名次前 10%。

护士长的管理能力与本人的管理经验和科室护理管理成效有关,考虑到具体操作便于执行,而本范例中制订的护士长定级、晋级条件主要包含两个指标:

第一个是管理经验,具体以时间衡量。护理管理既是一门科学,又是一门艺术,并不是所有人天生就具备管理的能力,需要在工作中不断总结经验与教训,逐渐成长为优秀的管理者。护士长主持工作的年限能较好地代表其经验的积累,进而证明其管理能力。本范例以五年作为一个成长周期,对护士长进行层级的划分;不同的医院和护理团队可根据自身的特点确定分级周期,各层之间可以确定一个相同的时间,也可以按照不同阶段确定不同的时间。

第二个是管理成效,具体以管理业绩得分衡量。管理业绩得分作为定级指标的前提是该指标能够代表该护士长对护理单元的管理绩效。甘肃省人民医院护士长年终考核的构成较为复杂,但其特点是:以客观指标为主,既包含了护士长所辖护理单元的护理质量、满意度及成本管理方面的指标,也包含了护理部、科主任、护士对护士长的考核,能够较为客观地反映护士长的管理能力。

本范例按照强制比例法将管理业绩得分植入护士长分级,即在考虑管理经验基础上,使管理成效佳的护士长进入较高层级,并确保每一层级的比例在整体掌控之中,规避论资排队问题,提升高层级岗位的稀缺性,形成有竞争、有压力的氛围。具体来讲,M2级、M3级护士长累积5年管理业绩得分位于全院护士长考核名次前70%、前40%,M4级累积3年管理业绩得分必须位于全院护士长考核名次前10%,护士长晋级的实质是先易后难,只有持续不断的努力,才能脱颖而出。

此外,在基础的定级、晋级调剂基础上,还需设定破格晋级条件与降级条件,激励那些积极肯干、能力强、有突出贡献的护士长早日晋级,同时,鞭策那些不思进取、满足现状的护士长努力工作,时刻有危机感。那么,护士长降级之后能否回到原来的级别呢?因故降级的护士长,降级后要经历一年的观察期(从公布之日算起),观察期需参加降级后级别的培训及考核,观察期满后,如岗位考核合格,可回到降级前级别重新开展工作,该层级工作年限重新计算。

以2016年为例,现将甘肃省人民医院护士长定级、晋级过程进行简单叙述。2016年度共计75位护士长申请定级,经过严格考核,最后对定级护士长情况进行公示,公示内容为:姓名、现在级别、拟晋级的级别、晋级理由、考核结果。最后的定级情况详见图7-3,可以看到初步形成了基础层人多,人数逐步递减的金字塔形结构。

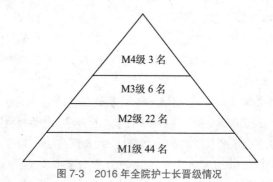

图7-3　2016年全院护士长晋级情况

三、分级考核——提升能力的砝码

护士长的不同表现

护士长分级管理实施前

护理部干事小王："喂！彭护士长您好，我是护理部干事小王，本周五要进行 N2 级护士技能考试，主任让我通知您去监考，您安排好工作，按时参加，好吗？"

彭护士长："小王好，今年护理部已经给我安排过一些工作了，我最近特别忙，你跟主任说说，能不能别再给我安排了"。

小王干事感到很为难。

护士长分级管理实施后

彭护士长："喂，护理培训中心老师您好，我反复学习领会了医院感染预防的国家标准，在院感预防方面研究较多，能安排我给全院护士讲课吗？另外，我也想加入院感预防质控小组，不知行不行？"

刘护士长："主任您好，我是重症医学科的刘护士长，在重症患者护理方面我积累了较多经验，能在合适的时间安排我给护士长介绍吗？"

王护士长："小王干事您好，我科今年申办了"省级造口新进展培训班"，想请伤口专科护理小组参加，您能给安排下吗？"

以上案例是实行护士长分层级管理前后的工作局面，通过案例可清楚地看出，医院实施护士长分级管理后，护理管理工作一改既往被动安排的尴尬境地，不再是护理部让谁去干，而是大家争先恐后抢着去干。这种变被动为主动、变分配任务为积极担当的新氛围固然可喜，但如何运用护士长分级管理这一有利机制？在具体管理中，如何才能让护士长按照医院确定的方位目标做事？又如何将考核目标与具体的层级挂钩，且客观、明确，便于操作的呢？

首先,要解决战略问题,就是要让整个护理团队在正确的方向上做事。护士长群体是医院护理管理的中坚力量,决定了护理管理的成败;因此,为护士长这个群体设定的考核目标也指引着医院护理管理的方向,对于管理结果的影响起了关键作用。在制订分级考核目标及标准前,重要内容就是要明确护理团队整体的目标,明确每一层级的个体的目标,以及二者之间的内在联系。

护理团队的目标要与医院和部门的整体目标一致。无论是大型综合性医院,还是专科医院、基层医院,都需要有清晰的发展思路和战略,有远期发展目标及近期发展目标,并有在此基础上根据外部环境及内部条件制订的年度和季度目标。护理部应根据医院的总体目标和思路,制订部门目标,既要符合医院整体的发展和要求,又要体现部门的特点和创新,这是制订护士长考核目标的前提和基础。

设定了科学合理的护理系统总目标后,应设立每个护理单元的目标,然后结合组织和个人发展的需求,设立每一层级护士长个人目标,从而为不同层级护士长指明组织的要求和努力的方向。例如:某医院近年的目标之一是加强学科建设,进一步提升专科诊疗水平;那么护理部的目标也要围绕这一方面,从护理学科建设、特别是专科护理发展等部分着手,分解为专科护理小组发展、专科护理门诊等目标;进一步要把这个目标分解到护理单元和护士长的目标中,并根据不同层级对护士长的不同要求设立不同的标准。

其次,要解决战术问题,即在正确的方向指引下有效订立目标,合理制订标准。在整体的目标指引下,我们需要思考:①考核要达到什么目的?②考核的周期是多长?③考核需要包含哪些内容?④考核结果如何使用?明确了以上问题,接下来就是制订目标和标准了。

第一,护士长考核的周期,各医院可根据自己的具体情况确定,但一定要在分级管理办法中体现。一般来讲,护士长考核应每年进行,间隔时间太短管理成本高,太长不利于激励。甘肃省人民医院实行每年1月对上一年度1月1日~12月31日期间的岗位职责履行情况进行考核,此时间段的设置,有利于与年终护士长考核和科室工作总结同步和协同进行。

第二,订立目标要明确,不要与行为混淆。行为是人们花费时间完成的动作,而目标才是人们追求的结果,即绩效。请看表7-1,目标与行为有本质的区别,行为是实现目标的过程,但考核不是评判做出了哪些行为。

表 7-1　目标与行为

行为	目标
每天检查基础护理质量	基础护理质量合格率达到 98%
每月进行护理技能培训一次	护士技能操作合格率达到 100%
每年撰写核心期刊论文	每年发表核心期刊论文 2 篇
加强与患者沟通交流	患者满意度提升 5 个百分点

第三,考核目标既要合理可行,又要有挑战性。北美著名心理学家和行为科学家维克托·弗鲁姆(Victor HVroom,1932 年—)在期望理论中提出的重要论点之一就是:要激励员工,就必须让员工明确只要努力工作就能提高他们的绩效,说的就是制订目标时要确定在一个合适的位置,要让员工"跳一跳,够得着"。这里的"跳一跳"是指制订的工作目标时要在原有基础有所提升,体现管理的不断进步和绩效的持续提升;"够得着"是指制订指标不能"高不可攀",高度要以护士长经过努力能够达到为准。比如给担任护士长时间不久、还在积累管理经验的 M1 级护士长制订"每年协助护理部完成质控、教学、技能培训 3 次"的目标,无论是从主观愿望还是客观能力上,他们都明白很难甚至不太可能达到这个目标,就会彻底放弃;但这个目标如果是给管理经验丰富的 M4 级护士长制订的,就是一个合理可行、又具有一定挑战性的目标,护士长也会为之努力。

第四,目标和标准数量不宜太多,且应有优先顺序。目标的数量太多,不容易实现;如果太少,又无法充分体现各层级护士长的水平及差别,所以应有一定的数量限制。同时,并不是每一个目标都同等重要,一定是有轻重缓急的。所以设定的目标数量不宜过多,并按照优先顺序排序。如不良事件上报率 100% 是所有人必须遵守的,应排在最优先的位置;另外,按照护士长临床护理管理的特点,各维度的优先排序应该是:管理维度、教学维度、科研维度。

第五,充分沟通,考核目标订立时充分征求大家意见。在分级考核指标订立过程中,护理部要采用个别谈话、会议沟通、问卷调查等多种形式,向护士长们讲解分层考核的意义和目标订立的要求,同时广泛征求大家的意见,考核过程中及时跟进。充分沟通主要有三个方面的作用:尽早沟通使护士长在心理上更加支持分级考核的工作;让护士长清楚地知道医院需要自己做些什么、怎么做;及时发现护士长面临的问题,适当调整目标和标准并提供必要的工作指导和资源支持。

最后,考核结果的确定。考核结果可确定为合格、基本合格、不合格三类。如:考核内容中所有项目全部合格,年度考核评定为优秀;有 1 项不合格,年度考核评定为合格;有 2 项及以上不合格,年度考核评定为不合格;出现严重违纪直接定为不合格。考核结果要作为下一年度岗位津贴系数确定、晋级、晋升的依据。

综上所述,根据不同层级护士长的能力分析,按照管理、教学、科研三个维度,可制订以下标准,见表 7-2、表 7-3、表 7-4。

表 7-2　年度护士长分级考核标准范例(管理维度)

项目 \ 层级	M1	M2	M3	M4
护理不良事件上报率(%)	100	100	100	100
护理敏感指标上报合格率(%)	100	100	100	100
完成管理创新、流程改造(项 / 年)	1	1	1	1
实施新技术、新业务(项 / 年)	1	1	1	1
实施业务查房(次 / 月)	4	3	2	1
协助完成质控、教学、技能培训(次 / 年)	0	1	2	3

在表 7-2 展示的管理维度中,对于不同的层级,同一考核内容确定的标准也有可能是不一样的。一方面,护理不良事件上报率、护理敏感指标上报合格率及管理创新、流程改造等内容,在不同的级别中是没有差别的。如要求 M1、M2、M3、M4 四级护士长的不良事件上报率均达 100%,说明这是管理的底线和最低标准,是否能完成与能力高低、年资多少无关,而是与态度有关。订立这样的标准也是结合医院的实际情况:尽管多年来一直实行护理不良事件无惩罚性上报制度,但是由于种种原因,在临床上仍有漏报、瞒报等现象,甚至有些护士长对科内出现的护理不良事件根本不

知晓,因此,这一项考核内容和标准的设定就非常有必要。甘肃省人民医院自2016年开始实施考核,护理不良事件上报呈直线上升的态势。

至于管理创新、流程改造、实施新技术、新业务,是提升护士长的管理能力、提升整体团队的科学管理水平、提升专科护理业务和技术的重要措施。其要点在于规范实施过程和结果认定,不流于形式。如:甘肃省人民医院规定,新的管理流程及新技术、业务等,必须将方案报护理部,护理部组织专家审核批准后开始实施,实施过程中需定期汇报进展,并接受护理部定期督导,最后还要报送实施结果,经认定后才符合考核结果要求。该考核内容的设定激发了护士长的科学管理意识和创新意识,有利于护士长们变压力为动力,积极优化护理服务的流程,引入新技术和业务,使护理服务过程更加科学化、规范化,更能体现以患者为中心的服务理念,仅2017年医院共计进行流程再造93项、管理创新54项、新业务和技术100余项。

另一方面,有些考核在不同的级别中又是有差别的,如实施业务查房、协助护理部完成质控、教学、技能培训等。护士长的管理角色决定了她/他既要是懂管理的专家也要是本专业的业务能手。因此,此项内容设定是以督促护士长积极了解本专科的新进展、新理念、新技术等,了解患者的需求,了解护理工作的落实情况等,且应以层级越低越需要学习。

最后一项指标是协助护理部完成质控、教学、技能培训的次数。前面提到,我们在护士长分层级管理中充分考虑了护理管理者的成长轨迹,护理管理专家只能是为数不多的、在护理学科及护理管理方面有突出贡献的护士长才能胜任,故在设定时应充分考虑其能力,同时积极发挥护理管理专家的作用,更有利于护理部开展工作,故 M1 级、M2 级、M3 级、M4 级要求分别是0次/年、1次/年、2次/年、3次/年。

表7-3　年度护士长分级考核标准范例(教学维度)

项目	M1	M2	M3	M4
科内示范教学(次/年)	5	4	3	2
实施教学查房(次/月)	4	3	2	1
教学大讲课(次/年)	0	0	1	1

续表

项目 \ 层级	M1	M2	M3	M4
本科室护士考核年通过率(%)	95	95	95	95
带教护生考核年通过率(%)	95	95	95	95

表 7-3 中展示的教学维度考核指标,与管理维度设置是异曲同工的。比如科内示范教学和实施教学查房,都是为了提升护士长的教学能力和专科业务能力,进而提高护士长的非权力性影响力。在不同层级的次数设置上,要求 M1、M2、M3、M4 级的护士长每月科内示范教学的次数分别是 5次、4 次、3 次、2 次,说明我们认为年轻护士长更需要提升这方面的能力。

而像本科室护士年考核通过率及带教护生考核年通过率,M1、M2、M3、M4 级的护士长均要求达 95%,也是护士长教学管理的底线,任何层级的护士长均不能超越。

表 7-4　年度护士长分级考核标准范例(科研维度)

项目 \ 层级	M1	M2	M3	M4
申报院级科研项目(项)	1	0	0	0
申报地厅级科研项目(项)	0	1	0	0
申报省级科研项目(项)	0	0	1	0
申报国家级科研项目(项)	0	0	0	1
发表 CSTPCD 论文(篇)	1	2	1	2
发表 CSCD 论文(篇)	0	0	1	1
国家发明专利(项)	0	0	1	1
实用新型专利(项)	1	2	0	1

注:2 篇 CSTPCD 论文可等同于 1 篇 CSCD 论文;3 项实用新型专利可等同于 1 项国家发明专利

科研维度的设定是考虑到本院为国家级临床护理重点专科建设单位,需要考虑整体学科基础的构筑和科研能力的提升,制订标准的细节一目了然,不再赘述。

四、护士长绩效——撬动管理的杠杆

护士长的"奖金"!

在最近召开的护理管理与创新论坛上,来自某大学管理学院的刘教授讲了一节生动活泼的绩效管理课程,引发了很多护士长的共鸣。会后,几个护士长围在一起,七嘴八舌地讨论起来。

"刘教授讲的当然好,但那是理想的状态;实际操作哪有那么容易,我们医院的绩效考核结果和奖金是"两张皮",根本起不到激励作用!"

"我们医院倒是把考核结果和奖金关联起来了,考核得分高的科室护士长奖金也高;可是考核得分高的根本不是像我们这些忙得要命、管理任务重的急诊科、ICU,而是那些业务轻松、不出差错的中医科、门诊部,这样的考核还不如不考!"

"我们的考核倒是体现了工作的价值,也和奖金挂钩。可我虽然考核月月第一,不也就比那些考核成绩落后的护士长只多500元钱吗?这500元连请大家吃顿饭庆祝一下都不够。"

"我们医院给护士长们设置了岗位津贴,但是不考核啦,每月按时到账,相当于额外的福利,干得好干得不好一个样!"

刘红教授听着她们的讨论,陷入了沉思:绩效管理是一门大学问,好的绩效体系能成为撬动整个管理的杠杆;但如果运用得不好,则是事倍功半。

第五章按劳取酬详述了甘肃省人民医院护理系统的绩效评价体系。对于医院的整体护理系统来说,绩效就是护理团队提供服务的效果、效率和效益,其中包括护理团队承担护理患者的数量和质量,提供服务投入的成本与产出的比率,以及为社会、医院、部门和个人带来的益处;因此,护士长们所进行的所有管理活动,终极目的都是为了实现这个管理目标,得到更好的绩效。所以,如何利用绩效这个杠杆,更好地撬动护士长管理的杠杆,值得探讨和思索。

护士长的绩效考核体系包括月考核和年度考核两部分。护士长月考核是按月考核护士长的管理绩效,包括对所管护理单元的管理考核及个人绩效考核,体现短期的工作情况,考核结果与每月绩效奖金和年度考核结果有关;护士长年度考核是按照护士长分级对护士长进行的考核,包括管理、教学、科研三个维度,体现中长期的工作情况,考核结果与每月岗位津贴和晋级有关。

(一)护士长月考核

月考核是年度考核目标的具体体现,考核内容及权重、考核方法如下:

(1)所管辖护理单元的护理质量考核分,以 50% 的比例计算。护理单元的护理质量考核分计算方法,在第六章中已详述,该内容引入的目的在于:护士长作为护理单元管理的第一责任人,对护理单元的管理绩效负有直接责任,而管理的考核分也应该作为其绩效考核的主要组成部分。

(2)考核主体主观评价分,以 25% 的比例计算。是指由护士、科护士长及科主任从全方位、各个角度来评估护士长的方法。由于以上评估主体各有优缺点,所以从不同角度全方位进行评估,就能更加客观、真实地反映绩效。如对护士长的绩效评估,甘肃省人民医院采用了科主任、科护士长及护士评估的方法。由于护士长群体人数众多,管理幅度大,因此可借助不同的评估主体,对护士长工作的不同方面进行评估,如护士可主要评价护士长的考勤、培养人才工作,科护士长主要评价护士长的病区管理工作,科主任则主要评价护士长的工作配合度、学科建设等。请参照以下范例。

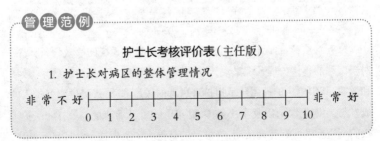

管理范例

护士长考核评价表(主任版)

1. 护士长对病区的整体管理情况

非常不好 ├─┼─┼─┼─┼─┼─┼─┼─┼─┼─┤ 非常好
　　　　　0　1　2　3　4　5　6　7　8　9　10

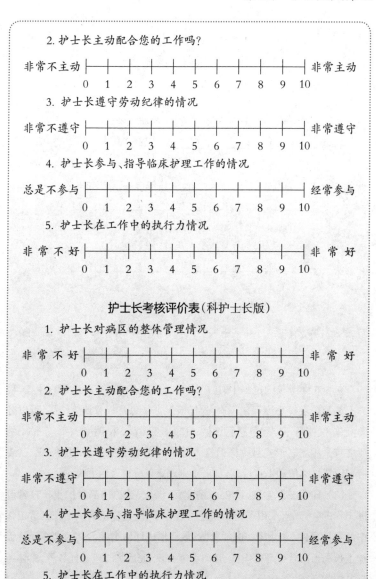

2.护士长主动配合您的工作吗?

非常不主动 ├─┼─┼─┼─┼─┼─┼─┼─┼─┼─┤ 非常主动
　　　　　0　1　2　3　4　5　6　7　8　9　10

3.护士长遵守劳动纪律的情况

非常不遵守 ├─┼─┼─┼─┼─┼─┼─┼─┼─┼─┤ 非常遵守
　　　　　0　1　2　3　4　5　6　7　8　9　10

4.护士长参与、指导临床护理工作的情况

总是不参与 ├─┼─┼─┼─┼─┼─┼─┼─┼─┼─┤ 经常参与
　　　　　0　1　2　3　4　5　6　7　8　9　10

5.护士长在工作中的执行力情况

非常不好 ├─┼─┼─┼─┼─┼─┼─┼─┼─┼─┤ 非常好
　　　　0　1　2　3　4　5　6　7　8　9　10

护士长考核评价表(科护士长版)

1.护士长对病区的整体管理情况

非常不好 ├─┼─┼─┼─┼─┼─┼─┼─┼─┼─┤ 非常好
　　　　0　1　2　3　4　5　6　7　8　9　10

2.护士长主动配合您的工作吗?

非常不主动 ├─┼─┼─┼─┼─┼─┼─┼─┼─┼─┤ 非常主动
　　　　　0　1　2　3　4　5　6　7　8　9　10

3.护士长遵守劳动纪律的情况

非常不遵守 ├─┼─┼─┼─┼─┼─┼─┼─┼─┼─┤ 非常遵守
　　　　　0　1　2　3　4　5　6　7　8　9　10

4.护士长参与、指导临床护理工作的情况

总是不参与 ├─┼─┼─┼─┼─┼─┼─┼─┼─┼─┤ 经常参与
　　　　　0　1　2　3　4　5　6　7　8　9　10

5.护士长在工作中的执行力情况

非常不好 ├─┼─┼─┼─┼─┼─┼─┼─┼─┼─┤ 非常好
　　　　0　1　2　3　4　5　6　7　8　9　10

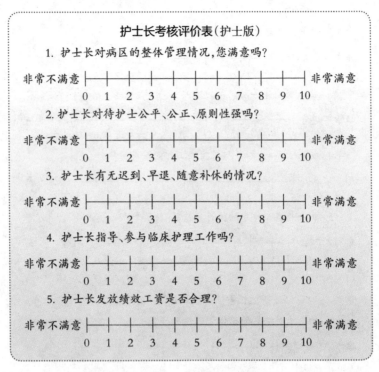

护士长考核评价表(护士版)

1. 护士长对病区的整体管理情况,您满意吗?

非常不满意 ├─┼─┼─┼─┼─┼─┼─┼─┼─┼─┤ 非常满意
　　　　　0　1　2　3　4　5　6　7　8　9　10

2. 护士长对待护士公平、公正、原则性强吗?

非常不满意 ├─┼─┼─┼─┼─┼─┼─┼─┼─┼─┤ 非常满意
　　　　　0　1　2　3　4　5　6　7　8　9　10

3. 护士长有无迟到、早退、随意补休的情况?

非常不满意 ├─┼─┼─┼─┼─┼─┼─┼─┼─┼─┤ 非常满意
　　　　　0　1　2　3　4　5　6　7　8　9　10

4. 护士长指导、参与临床护理工作吗?

非常不满意 ├─┼─┼─┼─┼─┼─┼─┼─┼─┼─┤ 非常满意
　　　　　0　1　2　3　4　5　6　7　8　9　10

5. 护士长发放绩效工资是否合理?

非常不满意 ├─┼─┼─┼─┼─┼─┼─┼─┼─┼─┤ 非常满意
　　　　　0　1　2　3　4　5　6　7　8　9　10

　　在 360 度考核的过程中,还应注意以下几点:第一,可以请科主任、科护士长及护士每季度评估一次,这样既保证了每月都有评估结果,可以分类汇总,又能从不同角度进行评估,且频率不太高,易于执行;第二,护士的评估应采用匿名形式且抽样面要大,保障获取的信息真实、准确;第三,要特别留意极端值和不良反馈,如有个别恶意低分应及时处理。

　　(3)日常工作考核,以 25% 的比例计算。是护理部对护士长日常管理工作的考评分,采用了行为锚定法进行考核,通过记录护士长日常工作中的关键事件,并计算相应的分数,最终形成评估结果。其意义在于督促护士长积极配合护理部工作、按时参加会议、完成临时应急任务等,具体考核办法如下:

护士长日常工作考核标准

加分项目

1. 成功开展新业务、新技术并能持续改进者加 5 分。

2. 科室开展流程改造成功者一次加 3~5 分。

3. 对临床护理工作提出合理化建议被护理部采纳后酌情加 2~5 分。

4. 积极配合完成医院临时应急任务酌情加 1~3 分。

减分项目

1. 不良事件、压力性损伤不及时上报者，每次扣 5 分。

2 护理部抽查迟到一次扣 1 分，脱岗一次扣 5 分。

3. 参加护士长会议及业务学习，迟到一次扣 1 分，无故不参加者扣 3 分。

4. 各种报表上报不及时每次扣 1 分，填写不正确或不清楚每次扣 0.5 分。

以上 3 部分的考核内容构成了护士长的月绩效考核分，主要有两个用途：一是用于计算护士长每月的绩效奖金，二是 3 个月的绩效考核分以 60% 的比例带入护士长年度考核。

（二）护士长年度考核

护士长年度考核是按照护士长分级对护士长进行的考核，上文已经在分级考核中详述，其目的更着重于对护士长该层级的岗位考核，偏重于中长期目标的实现。

考核内容及方法不再赘述，其结果首先作为护士长晋级和晋升的依据，其次作为次年岗位津贴系数的确定依据。表 7-5 展现了各层级护士长岗位津贴的基准系数。

表 7-5　各层级护士长岗位津贴基准系数

护士长层级	M1	M2	M3	M4
岗位津贴系数	1.00	1.05	1.10	1.20

需要注意的是,不是在 M1 层级的护士长一定能够按照 1.00 的系数拿到岗位津贴,这只是基准系数,还要看年度考核的结果。如考核结果为优秀,则次年岗位津贴系数在基准系数基础上上浮 0.025;如为合格,则参照原系数执行;如岗位职责考核结果为不合格,则次年岗位津贴系数在基准系数基础上下调 0.025;连续两年岗位职责考核结果为不合格,则要降级处理。

护士长的绩效管理过程中,还要特别注意绩效沟通的问题。目前在护理管理工作中往往重考核,轻沟通,认为沟通不重要。但绩效沟通的过程,正是绩效管理的过程,是绩效管理提高有效性与持续改进的关键环节。在这一过程中,护理部可以与护士长讨论有关绩效管理工作进展情况、存在的困难及问题,解决问题的办法及措施,护理团队取得的成绩及下一步计划,护士长如何帮助护士等信息。绩效沟通贯穿于整个护理绩效管理的始终,包括绩效计划沟通、绩效实施沟通、绩效评估沟通和绩效改进沟通。

因此,绩效考核的结果,应通过正式及非正式的途径及时、有效地进行沟通,如可以会议沟通、书面沟通、一对一面谈等。如对于常规的月考核得分,可采用书面反馈的形式;而对于某一护士长的科主任考核分、护士考核分比较低的原因分析,可采用一对一面谈的形式。护理单元及护士长月考核反馈单请参考表 7-6 及表 7-7,以非常高效的方式让护士长了解本护理单元在所有全院所有护理单元、自己在护士长群体中所处的位置、与最高分和平均分的差距,激励护士长在管理方面继续努力。

表 7-6　某年某月护理单元月考核反馈单

护理单元	质控 (50%)	夜查房 (20%)	患者满意度 (30%)	特殊 加减分	总分	全院 平均分	全院 最高分
烧伤科	48.50	19.80	29.41	0	97.71	96.83	99.21

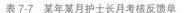

表7-7 某年某月护士长月考核反馈单

姓名	管理绩效分	特殊加减分	总分	全院平均分	全院最高分
金某某	95.19	护理单元获技能大赛团体二等奖 +2	97.19	97.49	101.35

五、分级管理——推动护士长下沉

护士长的夜班

最近医院实施岗位管理,要求按照岗位性质不同给予不同的绩效系数,全科护士讨论时各有说辞,有的说夜班最辛苦,绩效系数应该最高,有的说责任组长责任大,绩效系数应该最高,夜班只是熬时间,工作量并不大……护士长也一时难以定夺。

第二天早上,都已经快八点了,护士小王还没有做完夜班的工作,并且忙得焦头烂额;护士长看到后心生疑惑,昨晚夜班没有新收患者,也没有患者进行抢救,到现在还没有完成工作,影响了交班,她怀疑是不是小王的能力有问题。

而护士小王却感到很委屈,昨天晚上总有患者出现小状况,重患者也多,而且第二天备术的患者又很多,自己实在是忙不过来了。回到值班室,小王郁闷地跟好姐妹小黄嘟囔:"护士长说得那么轻松,我真是一晚上没偷懒,她可以自己上个夜班来试试。"这句嘟囔,恰好被返回值班室拿东西的护士长听见了,她默默地走开了。

最后护士长决定亲自体验每一班次,不仅体会到了夜班护士的辛苦,还发现了一些不合理的工作流程和人员配置的不合理。借此机会,护士长自己把各个班次都上了一遍,并再次组织全科护士讨论制订了每一岗位的绩效系数,并修订了不合理的工作流程,不仅使护士满意,还提高了护理质量。

本案例真实地反映出,科室护士跟护士长对工作量的评判上出现了分歧,其源自于护士长对临床一些岗位和班次的实际工作情况不清楚,甚至对基本的岗位职责和流程都不了解,这也是目前大多数医院的护士长普遍存在的问题。其深层次的原因在于:护士长一旦走上管理岗位,就开始从事科室护理管理工作,基本上不再承担具体班次,久而久之势必对具体班次开始生疏;更有甚者,有些护士长当护士长的目的就是不管患者、不上夜班。

那么,护士长不承担具体工作,究竟会导致哪些问题呢?

第一,正如案例中所述,护士长不了解各个班次的实际情况,导致科室护理人力配置的不合理,容易造成护士长管理工作与临床实际工作脱节,降低管理的效率。反之,如果护士长承担了各岗位和班次的工作,就能真正了解各班护士的具体工作量及工作现状及其变化规律,动态掌握患者的情况与需求,便于护士长安排及动态调整各班护士人力,提高人力资源的使用效率。

第二,长期不接触临床护理工作会导致护士长业务能力逐渐生疏,专科护理水平降低,进而丧失非权力性影响力特别是专家影响力,不利于护士长领导力的提升。反之,如果护士长定期及不定期参与临床护理工作,不仅能强化自身的专业能力建设,而且能为护士提供业务指导和心理支持,减少护理安全隐患,提高护理服务质量,缓解护士的心理压力。

第三,不参与具体工作会降低护士长管理的控制和反馈,失去对护理单元整体布局及各岗位的宏观管控。反之,护士长掌握了各班次的工作情况,就能更明确各项规章制度、工作流程、岗位职责等管理内容是否真正符合临床工作实际,是否需进行修订、优化,使管理真正地为临床服务,使制度、措施真正地落地。

第四,容易滋长护士长高高在上的作风,不能与护士打成一片,不利于营造平等和谐的科室护理文化。反之,具体工作是桥梁,能够无形中拉近护士长与科室护士的关系,科室不易形成不利于团队积极发展的非正式群体;即使形成非正式群体,护士长也能够及时掌握信息,为科室护理发展服务。

小马过河的故事启示我们,要知水深水浅,只有自己亲自试过才能心中有数,护士长也只有定期亲自上科室的具体班次,才能发现问题,才能使制订的各班岗位职责不脱离实际,才能不断优化工作流程,才能满足患者的需求,才能与医生配合和谐,最后达到护理质量持续改进,患者满意度不断提高的目的。

既然护理部要求护士长上临床班，就要考虑以下问题:护士长应该上哪些具体的班次? 夜班要不要上? 上多少为宜? 如何平衡好护士长上临床班和开展科室管理的关系? 不同层级的护士长是否要区别对待? 区别的理由是什么?

由于护士长在行政管理过程中涉及较多的总务和办公护士的工作，且这两个岗位一直是在护士长监管下工作，可以不强行要求;但临床岗位的 APN 班是必须要求的。在这个前提下，不同岗位、不同层级的护士长需要完成的 APN 班次数应该有所不同，主要考虑以下因素:第一，不同层级的护士长其管理能力不同，专业能力也有所不同，层级越低的护士长越需要完成较多的 APN 班，锻炼其各方面的能力;第二，从不同层级护士长的生理条件和自身状况来看，高层级的护士长不适宜承担过多的 APN 班;且由于其已经晋级到了较高层级，说明其对整个护理单元的管理经验和专业能力是较充分的，所以适当承担临床班，了解和熟悉流程即可;第三，从甘肃省人民医院护士长队伍的护士分级来看，大部分高层级(以高年资为主)护士长承担临床工作的年限较长，临床基础扎实，所以其护士分级也较高;而近几年由于病床扩张、人员倍增，新上任的护士长的临床工作年限相对较低，因此，需要进行更多的锻炼。

一旦护士长担任具体班次，就会涉及协调好与日常行政管理工作的关系;针对该方面，护理部在具体实施过程中应该做好统筹规划。一般来说，医院和护理部的工作安排是有计划的，比如隔周周四下午开院周会、每月最后一周的周五开护士长例会、每月第一周的周三下午是"问题解决时段"等，护士长在排班时应尽量避开医院的重要会议和工作;同时，护士长平时可根据自己的工作安排积极主动地多参与临床工作，护理部对护士长参与医生查房、抢救工作等要有一定的强制要求，比如医院实行的抢救患者护士长在岗制，对护士长的急救水平、应急能力、心理素质，特别是统筹协调能力的培养起到了积极的作用;另外，上夜班前需与科室主任充分沟通，并提前安排好护理单元的工作，指定临时负责人，避免由于沟通不畅导致的科室管理问题。

说到这里，可能大家还有一个疑惑，那就是护士长到底上多少个 APN

班,才能既满足护士长不脱离临床工作又不影响科室管理工作的条件呢? 甘肃省人民医院护理部认为,应考虑护士长的管理分级及其护士分级,并考虑是否为正护士长,为每位护士长制订个性化的班次。因此,确定了以下方案。

(1) 副护士长要完成其所在护士层级的所有 APN 班,正护士长根据其所在的护士长层级按照一定比例折算。折算比例见表 7-8。

表 7-8　护士长需完成 APN 班次计算表

层级	M1	M2	M3	M4
折算比例	55%	50%	45%	40%

(2) 外出进修、学习、支农、援藏等公干的护士长,其学习时间内的APN 班次数,可按外出时间比例减除。

请参考以下"管理案例"中护士长 APN 班次的计算。

王护士长的 APN 班

消化科王红护士长,护士长级别为 M1,护士级别为 N4。按照护士长分级管理办法中的规定,主持工作的护士长需完成其相应护士层级要求班次数的 50%;按照护士分级管理办法中的规定,N4 级护士每年至少完成 15 个 APN 班;因此,王护士长每年需至少完成 8个 APN 班。

六、护士长双轨制——管理与专科协同发展

尴尬的境遇

李护士长担任护士长的时间长达 11 年。2018 年 1 月,因连续

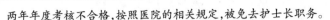

两年年度考核不合格,按照医院的相关规定,被免去护士长职务。

医院内舆论一片哗然,个别人议论:"护士长不干了,还能做护士吗?"李护士长也觉得再回去做护士,一方面自己感到很丢人,另一方面她这几年一直从事行政管理工作,对业务有些生疏,担心干不好;但是如果不回临床,她又能做什么工作呢?也曾想过申请到行政、后勤等科室,但这样一来,她的收入又会直线下降。

李护士长陷入了进退两难的境遇。

在传统的医院管理中,护士长"能上不能下",一直干到退休,这与医院对护士长考核及动态管理思路相悖。正如本章开始所描述的那样,护士长终身制会导致一系列的管理问题,所以甘肃省人民医院实施了护士长分级管理,并按照级别进行考核;对于连续两年考核不合格的护士长,按照规定免去护士长职务,即:以"下"为手段,营造"能者上、庸者下、劣者汰"的用人导向。这样的措施,其本身的积极意义不容置疑,但重点是:护士长该如何"下"?"下"了以后,该何去何从?护理部要综合统筹考虑。

因此,既要打破终身制,建立护士长"下"的制度,又要加强"下"的管理,对于被"下"了的护士长,既不能"一棍子打死",也不能听之任之,一"下"了之。一方面,护士长都是从优秀护士群体中选拔出来的,有些人即使不适合管理工作,其本身的护理业务能力也是具备的,如果就此离开护士队伍,是护理团队及专业的损失;另一方面,有些人是由于态度问题等原因导致的考核结果、管理绩效不佳,应该给一个"改过自新"的机会,树立向"上"的导向,避免本身有潜力的护士长"破罐子破摔"。

那么,对于"下"的管理,应该从什么时间节点开始呢?显然,等到"下"的时候,再考虑这个问题为时已晚。如案例中所述,李护士长内心是想回归临床工作的,但其对临床护理工作有些生疏,正如许多忽略临床护理工作的护士长在卸任护士长后无法胜任日常护理工作一样,这时候直接回去会存在一系列困难和问题。所以,从护士当上护士长的那一天起,就应该实行双轨制管理,既要做一名合格的护士长,更要做一名合格的护士。

那么,什么是护士长的双轨制管理呢?

首先,所有护士长均进入两个分级管理体系,第一个就是其作为护士要参与护士分级管理(第二章已述),第二个就是其作为护士长要参与护士长分级管理,见表7-9。

表7-9 护士长分级简表

姓名	护士层级	护士长层级
贾某某	N5	M4
高某某	N4	M3
朱某某	N4	M2
……		

其次,护士长分级管理与护士分级管理应有机结合,相互支持与印证,不能自相矛盾。如护士长的岗位说明书中,对于任职资格有明确表述,即N3级以上的护士才有资格竞聘护士长;又如每一层级的护士有APN班次的要求,护士长应根据自己所在的护士层级和护士长层级进行折算。

再次,所有护士长应按照不同层级对护士和护士长的要求参加相应层级的培训、考核等,并按期晋升。

通过实施护士长双轨制,还能够实现以下目的:一是接受相应的培训和考核,有助于提高护士长的基本理论、技术和水平,提升业务能力;二是方便开展业务管理工作,并可随时补充临床护理工作;三是避免不担任护士长一职后,出现无法胜任普通护士工作的现象,实现无缝链接;四是通过对整个护士长队伍的双轨制管理,提升护理管理队伍整体素养,既能培养出一批优秀的管理者,又能培养出一批技术精湛的护理专家。

双轨制管理,是为护士长的"上"岗与"下"岗做好准备。那么,护士长一旦确定要"下"了,护理部应该怎么处理呢?

上文提到,护士长都有护士的级别,一旦下岗,可按照其级别及专业特点回归护士岗位,并按照护士级别取酬。关键点在于:护理部要综合分析护士长免职的深层次原因,如果是不适合管理岗位的,可考虑其在专科护士岗位发展;如果是由于缺乏历练,或者对岗位的认识偏差等问题,她在护士岗位上再次磨练后,可以重新参与竞聘,再次走上护士长岗位。

实施护士长分级管理,彻底打破了传统无压力、无竞争、无进步意识的局面,营造了百舸争流的积极氛围。各层级护士长除完成日常科室的管理工作外,也会积极参与医院层面的护理管理工作,层级越高,能力越强,参与的工作量越多、重要性越强,发挥空间越大,彻底改变了护士长单一的工作模式,逐步向多元化工作状态发展。

甘肃省人民医院自实行护士长分级管理以来,全年医院护理管理创新、流程优化近 200 项;护士长争先恐后地主动参与护理部的质量管理、教学、科研及相关工作,做到了人尽其才、才尽其用。实践证明,该管理模式一方面有利于促进护士长自身全面发展和自我价值充分体现,另一方面有利于促进护理学科发展和人才梯队建设,达到护士长个人和医院双赢的效果。

七、管理小贴示

(一)不能因人设级

设定护士长层级及定级、晋级条件时,不应该根据某个人或某几个人的特点"量身打造";而应该根据医院护理管理队伍的整体特征分析结果,并预测未来发展趋势,进行分层级别及相关条件设定。

(二)年度考核需本人确认

每年应按照各层级护士长的岗位考核内容,逐项对所有护士长进行考核,考核结果本人需签字确认备案;晋级时只要看每个年度的考核表即可,简单明了,便于操作。

(三)M1 护士长降级的处理

护士长连续两年的年度考核不合格,要做降级处理;那么如果是 M1级,就是降无可降了。此时,仍可设立一年观察期,期间取消护士长岗位津贴,观察期满后考核合格后恢复津贴,如仍不合格可做免职处理。

（四）护士长考核条目的调整

护士长日常工作考核的条目可根据医院和护理部工作重点的变化进行调整，如近年的工作重点是护理敏感指标上报，那么护理部可以将这条指标作为护士长考核的正性激励指标加入护士长日常工作考核的条目。

（五）大胆尝试，谨慎修订

护士长分级体系的建立具有很鲜明的个性特点，需适应所在医院的实际情况，所以带有试点的性质，但其意义积极，应大胆尝试；在制订阶段要充分调研和征求意见，实施阶段要不断完善补充，力求科学性与可行性、实用性的统一。

（韩琳　宋秀荣）

附 录

附录1　护士岗位说明书

一、某临床护理单元护士长岗位说明书

（一）岗位基本信息

1. 工作地点　某病区。

2. 工作性质　护理管理。

3. 工作时间　8:00am~12:00am;14:30pm~17:30pm。

4. 直属上级　大科护士长。

（二）工作概述

全面负责病区管理,掌握病区动态,负责护士岗位分配,绩效考核,护理质量与患者安全管理,理论与技能培训、考核以及设备、物资管理等。

（三）工作职责

1. 在护理部主任、科护士长领导下和科主任业务指导下,根据护理部及本科工作计划,制订护理单元工作计划,并组织实施。做到月有重点,季有分析,年有总结。

2. 负责实施护理单元的科学管理、合理分工、弹性排班;检查落实各项规章制度;保持护理单元环境的整洁、安静、安全;加强陪护、探视人员的管理;做好各类设备、药品和物品的管理。

3. 负责护理单元整体护理工作质量,参加并指导疑难危重、大手术患者的抢救及护理。对新入院患者及时见面沟通,督促护士严格履行职责、执行各项规章制度和技术操作规程,在提供护理服务前履行告知义务。加强医护配合;预防护理不良事件和医院感染的发生。

4. 负责所在护理单元的护理学科建设、人才队伍建设及科学研究,按

照医院及护理部的整体部署,制订计划并组织落实。

5. 定期召开护士会议,分析讨论护理质量及规章制度落实情况。加强科室护士责任意识,改善服务态度,遵守劳动纪律。

6. 了解科室护士的思想动态、业务能力和工作表现,提出护士岗位职责考核、奖惩和培养使用意见。

7. 参加科主任查房、疑难危重病例及死亡病例讨论,组织本科护理查房和护理会诊,审阅修改护理文书;指导护士应用护理程序为患者提供优质护理服务。

8. 积极开展准入的护理新业务、新技术,推进专科护理的发展,扩大专科护理影响力。

9. 根据护理部分层培训的要求,组织护士业务学习和技能培训及考核,安排进修、实习、见习护士的带教培训。

10. 根据护理部绩效考核方案,制订护理单元护士绩效考核方案并实施考核及分配。

11. 定期召开医患沟通会,听取患者对医疗、护理及饮食等方面的意见,改进护理单元管理工作。

12. 负责护理员、保洁员的管理。

13. 完成医院、护理部交办的各项工作。

(四)任职资格

1. 身体健康,有良好的职业道德及个人修养。

2. N3 级以上护士。

二、某临床护理单元总务护士岗位说明书

(一)岗位基本信息

1. 工作地点　某病区。

2. 工作性质　临床护理。

3. 工作时间　7:30am~12:00am;14:30pm~17:30pm。

4. 直属上级　某病区护士长。

(二)工作概述

协助护士长进行病房管理,负责物品、设备、药品的保管、核对、请领、

报损、交接班等工作。

（三）工作职责

1. 与 N 班护士进行治疗室、抢救室的药品、物品、仪器、抢救车使用情况的交接。

2. 与办公护士配制患者第一组液体,准备输液用物。

3. 清点手术衣、被服,及时更换、登记、保管。

4. 准备治疗室药品及物品,检查补充办公用品及一次性医疗物品,做好请领、发放、消耗记录。

5. 每日负责治疗室清洁、消毒;进行氧气湿化瓶、吸引器管道等的清洗消毒;督导医护人员生活垃圾和医用垃圾的分类放置。

6. 与药剂科人员交接液体,摆放次日液体及药品;负责病房毒、麻、限、剧药品的保管与领取。

7. 负责冰箱内药品、物品的管理及清洁、除霜工作。

8. 检查急救车,及时补充消耗的药品及物品,维护、保养急救设备。

9. 与办公护士沟通,及时退回、冲减药品。

10. 协助护士长管理病房,负责水、电、暖等故障报修;巡视楼道、公共卫生间等区域控烟状况。

11. 及时接待门诊、会诊患者,协助诊疗及费用的查收。

12. 根据医嘱分发换药物品,督促执行无菌操作及消毒隔离制度。

（四）任职资格

1. 身体健康,有良好的职业道德及个人修养。

2. N1 级以上护士。

三、某临床护理单元办公护士岗位说明书

（一）岗位基本信息

1. 工作地点　某病区。

2. 工作性质　临床护理。

3. 工作时间　7:30am~12:00am;14:30pm~17:30pm。

4. 直属上级　某病区护士长。

（二）工作概述

协助护士长进行病房管理,负责办理出入院手续、处理医嘱、执行费用、核查药品发放、查对医嘱,做好交接班。

（三）工作职责

1. 与 N 班护士进行护士站设备、物品等的交接。

2. 查对液体,与总务班配制第一组液体。

3. 参加晨会交班,掌握病区动态,查看与收费项目有关的治疗护理措施落实情况。

4. 及时处理出院患者医嘱,核查费用,办理出院手续。

5. 接待新入院患者,办理入院手续,通知主管医生和责任护士。

6. 查对、处理、提交医嘱,确保书面医嘱与计算机医嘱一致,打印瓶贴及输液卡;负责每日医嘱大查对。

7. 录入、执行住院患者费用,并打印每日清单。

8. 掌握全病区患者的医嘱及费用动态,及时督促患者缴费,有疑问者给予解释。

9. 与中央运输部人员交接长期、临时药品、标本、检查结果并做好归类、记录;负责退药。

10. 负责病区交班本、动态的及时书写、电话及对讲机接听、会诊通知等事项。

（四）任职资格

1. 身体健康,有良好的职业道德及个人修养。

2. N2 级以上护士。

四、某外科临床护理单元责任护士岗位说明书

（一）岗位基本信息

1. 工作地点　某病区。

2. 工作性质　临床护理。

3. 工作时间　A 班（7:30am~15:30pm）;P 班（15:30pm~22:30pm）;N 班（22:30pm~8:30am）;D 班（8:00am~12:00am　14:30pm~17:30pm）。

4. 直属上级　某病区护士长。

（二）工作概述

负责所管患者的治疗护理,包括病情观察与监测、护理评估、实施护理措施、效果评价、健康教育等。

（三）工作职责

A 班,D 班

1. 7:30am 到岗,进行晨间护理。

2. 参加晨会交班,进行床头交接班,详细交接患者的病情、检查、治疗及各种管道、皮肤等特殊交代事宜;核查床头牌信息是否完整。

3. 根据护理级别按时巡回病房,做好基础护理和专科护理,及时书写护理记录。

4. 查对所负责患者的输液、注射、口服药、吸氧、雾化吸入等治疗,确认无误后及时、准确执行。

5. 执行当日手术患者的术前医嘱,准备床单元及所需物品,手术前、后与麻醉师、手术室护士做好交接班,做好健康教育。

6. 执行备术患者的常规护理,督促患者准备术后所需物品,核查患者术中带药。

7. 接待所负责的新入院患者,建立病历,准备床单元,做好入院指导,测量生命体征及体重并记录,进行护理评估,指导标本留取的注意事项。

8. 负责所管患者本班次生命体征的测量及录入。

9. 负责出院患者的出院指导,做好床单元终末消毒。

10. 加强陪护人员管理,保持病房整洁、安静。

11. 指导所负责护生的临床护理实习。

12. 与 P 班护士床头交接班。

P 班

1. 15:30pm 到岗,与 A 班进行床头交接班,详细交接患者的病情、检查、治疗及各种管道、皮肤等特殊交代事宜。

2. 根据护理级别按时巡回病房,做好基础护理和专科护理,及时书写护理记录。

3. 查对所负责患者的输液、注射、口服药、吸氧、雾化吸入等治疗,确认无误后及时、准确执行。

4. 进行治疗室、换药室、护理站的药品和物品交接。

5. 清点接收药品,查对白班医嘱,处理、执行本班次医嘱及费用。

6. 打印、粘贴次日晨检查条码,为患者发放标本容器、预约单,告知检查注意事项。

7. 负责所管患者本班次生命体征的测量及录入。

8. 执行当日手术患者的术前医嘱,准备床单元及所需物品,手术前、后与麻醉师、手术室护士做好交接班,做好健康教育。

9. 负责备术患者的常规护理、特殊用药及备术医嘱。

10. 接待所负责的新入院患者,建立病历,准备床单元,做好入院指导,测量生命体征及体重并记录,进行护理评估,指导标本留取的注意事项。

11. 负责出院患者的出院指导,做好床单元终末消毒。

12. 做好晚间护理,督促患者关灯休息。加强陪护人员管理,发放陪护椅,做好登记。

13. 指导所负责护生的临床护理实习。

14. 做好治疗室、换药室、护理站的清洁工作。

15. 书写病区动态交班本,与 N 班护士床头交接班。

N 班

1. 22:30pm 到岗,进行治疗室、换药室、护理站的药品和物品交接。

2. 与 P 班进行床头交接班,详细交接患者的病情、检查、治疗及各种管道、皮肤等特殊交代事宜。

3. 根据护理级别按时巡回病房,做好基础护理和专科护理,及时书写护理记录。

4. 查对所负责患者的输液、注射、口服药、吸氧、雾化吸入等治疗,确认无误后及时、准确执行。

5. 查对次日液体、药品及 P 班医嘱,处理、执行本班次医嘱及费用。

6. 负责所管患者本班次生命体征的测量及录入。

7. 执行当日手术患者的术前医嘱,准备床单元及所需物品,手术前后与麻醉师、手术室护士做好交接班,做好健康教育。

8. 负责备术患者的常规护理、特殊用药及备术医嘱。

9. 接待所负责的新入院患者,建立病历,准备床单元,做好入院指导。

10. 测量生命体征及体重并记录,进行护理评估,指导标本留取的注意事项。

11. 查对、采集血标本,在检查医嘱单上签字,录入采血费用。收集痰、大、小便等标本,确认条码,与中央运输部交接、签字。

12. 指导所负责护生的临床护理实习。

13. 做好治疗室、换药室、护理站的清洁、消毒工作。

14. 加强陪护人员管理,收回陪护椅,做好登记。

15. 书写病区动态交班本,参加晨会及床头交接班。

(四)任职资格

1. 身体健康,有良好的职业道德及个人修养。

2. N1 级以上护士。

五、某临床护理单元助理护士岗位说明书

(一)岗位基本信息

1. 工作地点 某病区。

2. 工作性质 临床护士助理。

3. 工作时间 依据各病区工作性质确定。

4. 直属上级 某病区护士长。

(二)工作概述

在责任护士指导下,负责患者晨晚间护理、生活护理,做好仪器的检查、清洁工作。

(三)工作职责

1. 实施晨晚间护理,及时更换被服,保持病室、床单元整洁。

2. 在责任护士指导下,进行鼻饲、口腔护理、会阴冲洗等护理工作;测量生命体征,定时倾倒各种引流液并记录。

3. 根据生活护理级别协助患者进餐、如厕、洗脸、打水、翻身等;定期给患者洗头、床上擦浴、剪指甲等。

4. 在责任护士的指导下,检查及维护心电监护仪、设备带等,确保正常运转。

5. 做好大、小便等标本的收集工作。

6. 协助责任护士完成患者出、入院的相关护理工作。

7. 参与床头交接班。

（四）任职资格

1. 身体健康,有良好的职业道德及个人修养。

2. N0 级护士。

六、手术室护士长岗位说明书

（一）岗位基本信息

1. 工作地点　手术室。

2. 工作性质　护理管理。

3. 工作时间　D 班　8：00am~17：30pm。

4. 直属上级　手术消毒供应中心护士长。

（二）工作概述

全面负责病区管理,掌握病区动态,负责护理人员岗位分配,绩效考核,护理质量与患者安全管理,理论与技能培训、考核,设备、物资管理。

（三）工作职责

1. 在护理部主任、科主任、科护士长的领导下工作。

2. 根据护理部及科室工作计划,制订本病区护理工作计划,并组织实施、按期总结。

3. 负责本病区护理人员的岗位设置和分层管理,合理排班、动态调配,并做好绩效管理。

4. 全面负责护理质量管理,定期检查护理质控小组工作,督导岗位职责落实情况,参与并指导疑难、危重患者护理及抢救工作;积极开展护理新技术、新业务。

5. 督促护理人员严格执行医院各项规章制度及操作规程,加强医护配合,保障安全。

6. 全面负责护理人员的培养和职业生涯规划,定期进行护理业务查房、教学查房、理论和技能培训,定期考核,持续提升护理人员整体素质。

7. 定期参加主任医师业务查房、科内会诊、疑难及死亡病例讨论,及时进行相关护理措施的制订、落实、改进等。

8. 负责病区经济管理,严格执行国家医疗收费标准,合理增收节支。

9. 定期召开工休座谈会,听取患者对医疗、护理、后勤及饮食方面的意见、建议,及时反馈、整改,持续提升患者满意度。

10. 负责指导和管理进修、实习人员的工作及临床教学。

11. 负责药品、设备、物资的请领、保管、使用、维修、报废报销等工作。加强对毒、麻、限、剧药品的管理。

12. 督导保洁员做好病区清洁卫生和消毒隔离工作,保持环境整洁、安静,加强对病员、陪护人员、探视人员的管理。

13. 每季度至少独立完成一套临床班(A、P、N),及时发现各班次工作中存在的问题,进行整改。

14. 督促各级人员认真执行各项规章制度和技术操作规程,并严格要求遵守无菌操作规程,做好伤口愈合统计分析工作。

15. 督促所属人员做好消毒工作,按规定进行空气、手、洗手液及有关物体表面的细菌培养,鉴定消毒效果。

(四)任职资格

1. 身体健康,有良好的职业道德及个人修养。

2. N3 级以上护士。

七、手术室总务护士岗位说明书

(一)岗位基本信息

1. 工作地点　手术室。

2. 工作性质　临床护理。

3. 工作时间　D 班　8:00am~17:30pm。

4. 直属上级　手术室护士长。

(二)工作概述

协助护士长进行手术室管理;负责手术患者出入的安全核查,手术间与各科间的联络沟通,护理站物品的保管、核对及交接班等工作。

(三)工作职责

1. 在科主任、护士长领导下工作。

2. 协助科室总住院医生进行每日手术安排及手术间、人员调配(包括

P班人员）工作。

3. 做好与医生、护士、中央运输部人员、患者及家属的沟通协调工作，听取意见，不断改进工作。

4. 协调中央运输部人员完成每日手术患者接送工作，做好手术患者在手术室术前等待期间的心理护理，做到患者有需必应，有问必答。

5. 礼貌接听电话，相关事宜及时上报科主任、护士长及通知相关人员。

6. 协助急、危、重手术患者的转运并及时通知相关人员，做好预麻患者的各项护理工作。

7. 负责科室相关数据的统计工作（工作餐、手术报表等）。

8. 保持护理站环境安静、安全、整洁。

9. 定期送洗患者棉被及拖鞋，定期清洁对接车、请专业人员检查维修，保证对接车性能良好。

10. 做好护理站门户系统管理，保证科室门户安全。

11. 严格落实手术患者身份识别制度及手术患者核查制度，做好手术患者的转运与交接，确保患者安全。

12. 严格做好外来仪器设备的清洁、消毒工作。

13. 每天与值班人员做好物品及环境的交接班，包括轮椅、转运车、输液架等。

14. 根据使用情况，及时申领二氧化碳、氮气、各种表单、管道标识等，保证手术使用。

15. 择期手术取消时，在网络手术通知单上注明取消原因并及时退回，同时在纸质版通知单上取消并注明原因。前一日安排择期手术访视人员。

16. 负责手术区域照明灯、洗手池、门锁、柜锁等的及时维修，并及时反馈给相关人员。

（四）任职资格

1. 身体健康，有良好的职业道德及个人修养。

2. N1级以上护士。

八、手术室办公护士岗位说明书

（一）岗位基本信息

1. 工作地点　手术室。

2. 工作性质　临床护理。

3. 工作时间　D班 8：00am~17：30pm。

4. 直属上级　手术室护士长。

（二）工作概述

协助护士长进行病房管理,负责录入手术患者手术记录、处理医嘱、执行费用、核查每日手术例数,做好交接班。

（三）工作职责

1. 在科主任、护士长的领导下工作。

2. 每日晨与夜班、主班护士交接前一日手术计费单数量和计费情况。

3. 办公人员必须认真负责,准确落实卫生服务价格及计费程序。

4. 负责科室疑难手术费用的计费,负责解读收费标准和培训新同志。

5. 对巡回护士录入的手术费用有疑问或发现有明显错误时,应及时与巡回护士当面沟通,确保计费正确合理,做到不多计、不漏计,不错计。

6. 每日晨协助高值库管理人员给手术间配送高值物品。

7. 每日下午协助高值库管理人员对前一日出、入库的高值物品进行核对,确保高值物品计费的正确性。

8. 负责管理手术计费单,监督手术计费单的书写规范。

9. 对急危重症手术患者的手术费用应做到术后及时计费并结束业务,避免影响患者转科等。

10. 节假日期间的计费单由每日主班护士负责清点交班,正常工作日办公护士需与当日晨下夜班主班护士交接节日期间所有计费单的数量及计费情况,并对所有计费单进行核查,确保准确计费。

（四）任职资格

1. 身体健康,有良好的职业道德及个人修养。

2. N2级以上护士。

九、手术室责任护士岗位说明书

（一）岗位基本信息

1. 工作地点　手术室。

2. 工作性质　临床护理。

3. 工作时间　D班(7:50am~17:00pm 周一至周五;8:00am~17:30pm 周六、周日、节假日);N班(17:00pm~ 次日8:30am　周一至周五;17:30pm~ 次日8:30am;周六、周日、节假日)。

4. 直属上级　手术室护士长。

（二）工作概述

负责所管患者的手术配合,包括病情观察与监测、护理评估、实施护理措施、效果评价、健康教育等。

（三）工作职责

器械护士职责

1. 查看手术通知单,了解拟实施手术名称、麻醉方式、患者相关信息和手术特殊用物,必要时参加病例讨论,访视患者。

2. 根据手术需要备齐所需物品、器械和敷料,必要时请术者确认关键的器械和物品,如有疑问及时补充更换。

3. 检查所有无菌物品、器械名称、有效期、包装和灭菌指示卡,符合要求。

4. 提前15~30分钟刷手、穿无菌手术衣、戴无菌手套,确认周边环境符合无菌技术操作要求,铺置整理无菌台,检查手术器械性能、完整性。

5. 严格执行手术物品清点制度,与巡回护士共同清点所有器械、敷料、物品,清点时机为手术开始前、关闭体腔前、关闭体腔后和缝合皮肤后。

6. 配合手术医生消毒手术区皮肤,铺无菌单,戴无菌手套,协助医生连接各种设备。

7. 术中密切观察手术步骤及需要,主动、迅速、正确传递手术器械,及时收回用过的器械,擦拭血迹,传递前后均需检查器械完整性。传递锐器时,放在器械传递盘中,防止误伤,严格执行标准预防。主动灵活处理各种紧急情况。

8. 严格执行无菌操作规范,随时整理器械台,保持手术台及器械台整齐有序,无菌敷料浸湿应及时加盖无菌巾,备用器械用无菌巾遮盖。监督手术台上人员的无菌操作,疑似污染立即更换或加盖无菌巾。

9. 严格执行手术隔离技术,无菌和污染器械、物品等严格分区放置,不可混用,污染操作完成后立即更换手套。如为特殊感染手术,按感染类别执行《医疗机构消毒技术规范》(WS/T 367-2012)相关处理规定。

10. 与手术医生、巡回护士共同确认标本名称、数量和来源。妥善保管手术标本,防止遗失。

11. 完成物品清点后,告知手术医生所有物品数目正确、完整。

12. 手术结束协助医生清洁患者皮肤的血迹及包扎伤口。

13. 术后手术器械预处理后,与巡回护士共同清点无误后放入密闭转运箱,锐利精细器械单独放置。特殊器械与消毒供应中心人员当面交接并记录。对性能不佳的器械及时标记,告知相关管理人员及时更换。遵循垃圾分类原则,锐器应放置于锐器盒内。

14. 与巡回护士共同做好手术间的整理工作。

15. 术后协助保洁人员将传染病患者的手术敷料装入黄色医疗垃圾袋中,手术器械装入黄色垃圾袋内,放置在器械转运车上。

巡回护士职责

职责概述

巡回护士密切观察手术患者生命体征;如遇患者抢救,须全力配合麻醉医生及手术医生积极抢救;负责手术全过程中物品、器械、敷料的准备和供给,保障输血输液安全;监督所有人员无菌操作,全面负责手术中一切事务。具体分为术前、术中和术后,详细如下。

1. 术前

(1)查看手术通知单,了解拟实施手术名称、麻醉方式、患者相关信息(病情、过敏史、手术史、传染病检查、血型等),必要时参加病例讨论,做好术前访视与宣教。

(2)确认手术所需物品、器械、敷料,仪器设备和体位用物等齐全,性能良好,运行正常。

(3)检查手术间环境,符合相关规范要求,包括温度、湿度、照明、清洁情况等,发现异常及时报修,更换相应设备,避免影响手术。

（4）执行手术患者交接制度,做好与病房或中央运输部人员的交接,检查病历、药品和影像资料等是否齐全,确认患者有无义齿、饰品、文身、植入物和着装是否符合要求,在交接单上签字确认。

（5）核对手术患者信息,确认患者身份,同时采用两种或以上方法确认,即核对腕带信息和反问式核对。再次核查手术名称、手术部位、手术知情同意书,检查患者术前准备及皮肤情况,抗生素皮试、血型和交叉配血试验结果等。

（6）患者转移至手术床时,防止坠床,并盖棉被保暖。做好心理护理,以缓解患者焦虑紧张的情绪。

（7）根据手术及麻醉需要,选择穿刺部位,建立静脉通路,妥善固定。

（8）实施麻醉前由麻醉医生、手术医生、巡回护士执行第一次三方核查,确保正确的患者,正确的手术部位。协助麻醉医生完成麻醉。

（9）遵循体位摆放原则,与手术医生,麻醉医生共同安置患者手术体位。对受压部位预防性保护,适当约束患者,减少不必要的暴露,保护患者隐私。

2. 术中

（1）协助器械护士铺置无菌台,检查无菌物品有效期、包装和灭菌指示卡,确保物品合格,打开无菌物品。

（2）执行手术物品清点制度,与器械护士共同认真清点核对手术台上所有器械、敷料和物品,即刻记录在物品清点单上。

（3）监督术者外科刷手及手消毒,协助手术人员穿无菌手术衣,安排人员就位,暴露患者手术部位,协助手术医生进行皮肤消毒铺单,调节灯光,正确连接调试各类设备仪器。控制参观人数,保持手术间门处于关闭状态。

（4）切皮前执行第二次三方核查。

（5）坚守岗位,随时关注手术进展,供给术中所需物品,添加物品双人清点后及时记录,掉落物品集中放于固定位置,以便清点。根据手术需要及时调节温度、湿度和灯光。并督促所有人员严格执行无菌操作技术,隔离技术,垃圾分类等。

（6）密切观察患者手术中的一切动态变化,包括患者病情变化、手术体位、保暖情况,保证各种仪器设备的正常运转,发现异常及时处理,确保手术安全。根据医嘱随时做好输血、输液准备,保证静脉通路通畅,防止液体外渗。

(7)规范书写各类护理文书,特殊情况在护理记录单上详细记录,必要时请主刀医生签字确认。

(8)遵循手术标本管理制度,与手术医生、器械护士共同确认标本名称、来源和数量,妥善固定及管理手术标本。督促相关人员及时送检,签字确认。

(9)关闭体腔前、关闭体腔后及缝合皮肤后与器械护士共同清点所有物品,确认无异物存留患者体腔。严格执行交接班制度,当面交接,内容包括手术物品、体位、皮肤和管路等,并做好交接记录。

3. 术后

(1)协助手术医生包扎伤口,保持患者皮肤清洁,整理患者衣物,保护隐私,注意保暖。

(2)检查患者皮肤,如有损伤等异常情况,与手术医生共同确认,详细记录,做好交接班。

(3)各种管路保持通畅,标识清楚,固定妥当。

(4)整理患者所有物品,完成各类记录单,执行第三次三方核查。

(5)与麻醉医生,手术医生共同护送患者至麻醉复苏室或重症监护病房,做好物品、手术情况、皮肤和各种管路的交接。

(6)整理手术间,物归原位,补充手术间物品,如为感染手术,按感染控制相关制度做好处理。

(7)术后严格执行收费制度,做好收费记录与手术登记。

(四)任职资格

1. 身体健康,有良好的职业道德及个人修养。

2. N1级以上护士。

十、门诊部导医护士岗位说明书

(一)岗位基本信息

1. 工作地点 门诊部。

2. 工作性质　临床护理。

3. 工作时间　7：10am~12：00am；13：00pm~17：00pm。

4. 直属上级　门诊部护士长。

（二）工作概述

负责门诊就诊患者导诊，包括正确分诊、护理评估、及时导诊、健康教育等。

（三）工作职责

1. 7：10am 到岗，准备物品、进行区域卫生清洁。

2. 岗位巡视范围包括咨询处、挂号处、候诊厅、各诊室之间、门诊公共区域。

3. 掌握门诊各诊室所处的位置和医生出诊的动态。

4. 主动向就诊患者介绍就诊流程，正确指导就诊者就诊、缴费、取药、检查等流程；对就诊者提出的问题耐心解答，特别是对年老体弱者和外地就诊者给予更多关心。

5. 认真巡视，维持良好的就诊秩序，施行一对一就诊。

6. 注意观察候诊患者的情况，发现患者有病情变化及时报告门诊部负责人并协助处理。

7. 对医生提出的要求及时协助解决；了解每位医生的挂号情况，以便就诊者咨询。

8. 协助保洁人员整理诊间及分诊台区域卫生。

（四）任职资格

1. 身体健康，有良好的职业道德及个人修养。

2. N1 级以上护士。

十一、门诊部采血室护士岗位说明书

（一）岗位基本信息

1. 工作地点　门诊部采血部。

2. 工作性质　临床护理。

3. 工作时间　7：30am~12：00am；12：00am~17：00pm。

4. 直属上级　门诊部护士长。

（二）工作概述

负责门诊患者采血。

（三）工作职责

1. 7:30am 到岗，维护等候区秩序，按顺序核实患者，引导至采血室。

2. 使用文明用语，核实患者身份和检验项目，按操作规范准确采集血标本，并明确告知有关检验项目和检查结果查询的注意事项。

3. 遇有特殊情况，立即报告门诊部负责人或与门诊医生沟通，协调处理。

4. 10:30am 后根据采血患者人数及门诊其他区域就诊患者人数、秩序情况决定工作岗位。

5. 11:30am 进行区域环境清洁，准备次日采血物品。

6. 12:00am 后中班在检验科负责静脉采血，其余人员承担不同区域导诊工作。

（四）任职资格

1. 身体健康，有良好的职业道德及个人修养。

2. N1 级以上护士。

十二、门诊部便民服务处护士岗位说明书

（一）岗位基本信息

1. 工作地点　门诊部。

2. 工作性质　临床护理。

3. 工作时间　7:10am~12:00am；12:00am~17:30pm。

4. 直属上级　门诊部护士长。

（二）工作概述

负责门诊就诊患者的导诊、咨询、巡视及协调等工作。

（三）工作职责

1. 7:10am 到岗，准备物品、进行区域卫生清洁。

2. 岗位巡视范围包括门诊部一楼咨询处、挂号处、门诊公共区域。

3. 掌握门诊各诊室所处的位置和医生出诊的动态。

4. 主动向就诊患者介绍就诊流程，正确指导就诊者就诊、缴费、取药、

检查等流程;对就诊者提出的问题耐心解答,特别是对年老体弱者和外地就诊者给予更多关心。

5. 10:00am~12:00am 负责药房秩序的维持。

6. 负责门诊患者检验报告的自助打印、查询、邮政专递服务;追踪落实邮政专递服务工作进度。

7. 接受、登记、发放病理检查报告单。

8. 接待、协调患者投诉事件的处理。

9. 提供便民服务措施。

(四)任职资格

1. 身体健康,有良好的职业道德及个人修养。

2. N1 级以上护士。

十三、门诊部口腔中心护士岗位说明书

(一)岗位基本信息

1. 工作地点　门诊部。

2. 工作性质　临床护理。

3. 工作时间　7:10am~12:00am;13:00pm~17:00pm。

4. 直属上级　门诊部护士长。

(二)工作概述

负责口腔中心就诊患者导诊、协助口腔医生诊疗以及器械的清洁、消毒、保养等。

(三)工作职责

1. 7:10am 到岗,督促保洁人员进行区域卫生清洁(地面、窗台、洗手池);清洁医生办公桌、诊疗椅,做好诊室开诊前准备工作。每月院部"爱国卫生日",与保洁人员、区域医生共同进行区域卫生的彻底清洁。

2. 岗位巡视范围　口腔中心。

3. 掌握各诊室所处的位置和医生出诊的动态。

4. 主动向就诊患者介绍就诊流程,正确指导就诊者就诊、缴费、取药、检查等流程;对就诊者提出的问题耐心解答,特别是对年老体弱者和外地就诊者给予更多关心。

5. 认真巡视,维持良好的就诊秩序,施行一对一就诊。

6. 注意观察候诊患者的情况,发现患者有病情变化及时报告门诊部负责人并协助处理。

7. 对医生提出的要求及时协助解决;了解每位医生的挂号情况,以便就诊者咨询。

8. 每天负责区域消毒灭菌物品器械的供应、回收;及时补充医生工作台所需的器械物品。

9. 严格遵守医院感染管理规章制度,无菌、清洁和污染物品分区、分类放置。无菌物品应保持干燥、包装完好、在有效期内。消毒效果定期监测记录,并上报相关区域科室负责人签字确认。

10. 做好医疗废物回收登记工作。

11. 区域护理人员熟悉种植支抗手术器械、手术过程、配合医生完成种植支抗手术。

12. 协助门诊医生完成初诊患者、治疗结束患者面部照相。

13. 协助医生完成每月初诊患者、治疗结束患者健康档案的建立、整理、入库工作。

(四)任职资格

1. 身体健康,有良好的职业道德及个人修养。

2. N1 级以上护士。

十四、门诊部客服中心随访护士岗位说明书

(一)岗位基本信息

1. 工作地点　门诊部。

2. 工作性质　临床护理。

3. 工作时间　7:50am~12:00am;14:00pm~17:00pm。

4. 直属上级　门诊部护士长。

(二)工作概述

负责出院后患者随访、健康教育,包括饮食、功能锻炼及相关检查项目的指导等。

（三）工作职责

1. 7：50am 到岗，准备物品、进行区域卫生清洁。

2. 掌握门诊医生出诊动态，准确向随访患者传达相关信息。

3. 主动向随访电话患者介绍出院后的随访项目（包括饮食、功能锻炼及检查项目的相关健康指导）。

4. 随访全程语速适中、耐心解答，文明用语。

5. 灵活掌握处理患者的相关投诉，做好登记，及时向相关部门沟通，尽快给予患者解答。

（四）任职资格

1. 身体健康，有良好的职业道德及个人修养。

2. N1 级以上护士。

十五、门诊部客服中心预约护士岗位说明书

（一）岗位基本信息

1. 工作地点　门诊部。

2. 工作性质　临床护理。

3. 工作时间　7：30am~12：00am；14：00pm~17：00pm。

4. 直属上级　门诊部护士长。

（二）工作概述

负责接待门诊预约挂号的患者以及导诊、咨询、协调等。

（三）工作职责

1. 7：20am 到岗，准备物品、打开所有电脑及窗口。

2. 岗位职责分工内容　核对医生门诊排班及医生停诊、替诊流程的处理、完成个人每日坐席预约量、如实反馈各分诊台医生排班变动、预约实施首问全程负责制、完成补勤服务量、完成每日赴社区医生的安排。

3. 掌握门诊医生出诊的动态。

4. 主动向就诊患者介绍预约挂号流程，正确指导患者运用正确的挂号方式等；对就诊者提出的问题耐心解答，特别是对年老体弱者和外地就诊者给予更多关心。

5. 认真解答患者咨询电话的问题，全程语言规范，文明用语。

6. 准确及时处理医生停诊、替诊假条,如有变动做好预约患者的挂号处理,及时将动态变化反馈门诊部分诊台。

7. 熟悉并掌握预约挂号未能正常取出的应急预案。

8. 对医生提出的要求及时向门诊部主任汇报并协助解决,了解每日医生的挂号情况,以便就诊者咨询。

9. 协助医生做好诊间预约,对医生一对一诊间预约培训。

（四）任职资格

1. 身体健康,有良好的职业道德及个人修养。

2. N1 级以上护士。

十六、内镜中心护士长岗位说明书

（一）岗位基本信息

1. 工作地点　内镜中心。

2. 工作性质　护理管理。

3. 工作时间　8:00am~12:00am;14:30pm~17:30pm。

4. 直属上级　门诊部科护士长。

（二）工作概述

全面负责病区管理,掌握病区动态,负责护士岗位分配,绩效考核,护理质量与患者安全管理,理论与技能培训、考核,设备、物资管理等。

（三）工作职责

1. 在护理部主任、科主任、科护士长的领导下工作。

2. 根据护理部总体部署,制订本科室年度工作计划,并组织实施。

3. 负责科室护理人员的职业道德教育和服务态度、劳动纪律等方面督查,发现问题,及时解决。

4. 负责或参与进修、实习、新入科护士的岗前教育、业务培训、临床教学,并组织考试、考核。

5. 督促科室护理人员遵守各项规章制度,严格执行技术操作规范,确保医疗安全。

6. 负责本科室护理人员的排班,督促严格履行岗位职责。

7. 加强对内镜规范清洗消毒和其他院内感染控制工作督查,预防交叉感染发生。

8. 定期组织召开科务会,广泛收集意见和建议,持续改进工作。

9. 指定护理人员做好各种设备、仪器、各种耗材、急救药品、物品的管理,经常检查,及时补充,保证随时备用。

10. 积极配合医生开展新业务、新技术。

11. 负责或参与本科室的经济管理,严格按规范增收节支。

12. 协助科主任做好科室综合管理工作。

(四)任职资格

1. 身体健康,有良好的职业道德及个人修养。

2. N3级以上护士。

十七、内镜中心胃镜班护士岗位说明书

(一)岗位基本信息

1. 工作地点　内镜中心。

2. 工作性质　临床护理。

3. 工作时间　9:00am~12:00am;13:00pm~17:00pm。

4. 直属上级　内镜中心护士长。

(二)工作概述

做好胃镜诊疗前各项准备工作和诊疗过程各种操作的配合;诊疗全过程负责安抚患者,密切观察病情,做好患者安全管理及健康宣教;诊疗结束后做好诊室环境的整理、清洁和消毒工作。

(三)工作职责

1. 按时到岗,更换工作服,仪表规范,符合要求。

2. 诊室开窗通风,整理环境,清洁物表,做好开诊前各项准备工作。

3. 检查设备、仪器正常运行状况,有问题及时报告处理。

4. 准备胃镜并检查性能,保证合格备用。

5. 协助患者安全上下检查床,正确摆放体位,准备口盘、咬口,指导患者正确配合诊疗。

6. 诊疗过程密切观察患者病情,发现问题及时告知医生处理。

7. 掌握各种设备、仪器、附件的使用方法,熟练配合医生开展各种操

作,如:病理标本采集、内镜下止血、息肉切除和其他特殊治疗。

8. 正确收集、规范保管各种病理标本,严防差错。

9. 负责胃镜使用后床旁预处理,及时送消毒室进一步处理。

10. 诊疗结束后,及时向患者交代有关注意事项。

11. 每日工作结束后,做好诊室环境的整理、清洁和消毒工作。

(四)任职资格

1. 身体健康,有良好的职业道德及个人修养。

2. N1级以上护士。

十八、内镜中心气管镜班护士岗位说明书

(一)岗位基本信息

1. 工作地点 内镜中心。

2. 工作性质 临床护理。

3. 工作时间 8:00am~12:00am;13:00pm~17:00pm。

4. 直属上级 内镜中心护士长。

(二)工作概述

做好气管镜诊疗前各项准备工作和诊疗过程各种操作的配合;诊疗全过程负责安抚患者,密切观察病情,做好患者安全管理及健康宣教;诊疗结束后做好诊室环境的整理、清洁和消毒工作。

(三)工作职责

1. 按时到岗,更换工作服,仪表规范,符合要求。

2. 诊室开窗通风,整理环境,清洁物表,做好开诊前各项准备工作。

3. 检查设备、仪器正常运行状况,有问题及时报告处理。

4. 准备气管镜并检查性能,保证合格备用。

5. 协助患者安全上下检查床,正确摆放体位,心电监护,持续吸氧,指导患者正确配合诊疗。

6. 诊疗过程密切观察患者病情,发现问题及时告知医生处理。

7. 掌握各种设备、仪器、附件的使用方法,熟练配合医生开展各种操作,如:病理标本采集、内镜下止血和其他特殊治疗等。

8. 正确收集、规范保管各种病理标本,严防差错和标本丢失。

9. 负责气管镜使用后床旁预处理,及时送消毒室进一步处理。

10. 诊疗结束后,及时向患者交代有关注意事项。

11. 每日工作结束后,做好气管镜室环境的整理、清洁和消毒工作。

（四）任职资格

1. 身体健康,有良好的职业道德及个人修养。

2. N1 级以上护士。

十九、内镜中心肠镜班护士岗位说明书

（一）岗位基本信息

1. 工作地点　内镜中心。

2. 工作性质　临床护理。

3. 工作时间　9:00am~12:00am;13:00pm~17:00pm。

4. 直属上级　内镜中心护士长。

（二）工作概述

做好肠镜诊疗前各项准备工作和诊疗过程各种操作的配合;诊疗全过程负责安抚患者,密切观察病情,做好患者安全管理及健康宣教;诊疗结束后做好诊室环境的整理、清洁和消毒工作。

（三）工作职责

1. 按时到岗,更换工作服,仪表规范,符合要求。

2. 诊室开窗通风,整理环境,清洁物表,做好开诊前各项准备工作。

3. 检查设备、仪器正常运行状况,有问题及时报告处理。

4. 准备肠镜并检查性能,保证合格备用。

5. 协助患者安全上下检查床,正确摆放体位,指导患者正确配合诊疗。

6. 诊疗过程密切观察患者病情,发现问题及时告知医生处理。

7. 掌握各种设备、仪器、附件的使用方法,能熟练配合医生开展各种操作,如:病理标本采集、内镜下止血、息肉切除和其他特殊治疗。

8. 正确收集、规范保管各种病理标本,严防差错。

9. 负责肠镜使用后床旁预处理,及时送消毒室进一步处理。

10. 诊疗结束后,及时向患者交代有关注意事项。

11. 按上述 4~10 项顺序,准备、延续下一个患者的诊疗。

12. 每日工作结束后,做好诊室环境的整理、清洁和消毒工作。

(四)任职资格

1. 身体健康,有良好的职业道德及个人修养。

2. N1级以上护士。

二十、内镜中心消毒班护士岗位说明书

(一)岗位基本信息

1. 工作地点　内镜中心。

2. 工作性质　临床护理。

3. 工作时间　8:00am~12:00am;14:30pm~17:30pm。

4. 直属上级　内镜中心护士长。

(二)工作概述

做好内镜诊疗前消毒室环境和各种物品的准备;完成诊疗前内镜的测漏和预处理;负责所有内镜和各种附件的清洗消毒;及时填写内镜消毒登记本;每日诊疗工作结束后,做好消毒室环境的整理、清洁和消毒工作。

(三)工作职责

1. 7:50am到岗,更换工作服,准备上岗。

2. 消毒室开窗通风,整理环境、清洁物表,准备各种所需物品。

3. 检查设备、仪器正常运行状况,有问题及时报告、处理。

4. 每日按要求完成各种消毒液有效浓度监测并记录。

5. 准备内镜,做好测漏和使用前预处理。

6. 严格执行《内镜清洗消毒操作规范》,及时完成运行内镜和各种附件的清洗、消毒工作,保证工作的连续性。

7. 诊疗工作结束后,完成所有内镜和附件的终末消毒。

8. 负责并完成各种内镜及附件的定期维护和保养。

9. 准确、及时填写内镜清洗消毒登记本。

10. 每日工作结束后,做好洗消室区域环境的整理、清洁和消毒工作。

11. 定期配合感染控制科完成各种消毒样本的生物学采样和消毒效果检测工作。

12. 定期总结感控工作中存在的问题,并分析原因,积极整改。

（四）任职资格

1. 身体健康,有良好的职业道德及个人修养。

2. 通过院内感染控制和内镜清洗消毒专业培训的护士。

3. N1 级以上护士。

二十一、内镜中心总务护士岗位说明书

（一）岗位基本信息

1. 工作地点　内镜中心。

2. 工作性质　临床护理。

3. 工作时间　7：30am~12：00am；14：30pm~17：30pm。

4. 直属上级　内镜中心护士长。

（二）工作概述

协助护士长进行科室日常管理；负责计费、收费；做好各种耗材、物品、药品的请领、保管工作；协助护士长做好科室质量控制及进修、实习、新入科护士的岗前教育和培训、考核工作。

（三）工作职责

1. 7：50am 到岗,更换工作服,准备上岗。

2. 全面检查、了解设备、仪器运行情况,有问题及时联系解决。

3. 检查、补充办公用品及一次性医疗物品,做好一般物资的领取和出入库管理。

4. 协助护士长管理病区,维护秩序,护士长不在时,代理护士长工作。

5. 负责科室所有业务项目的日常统计和规范收费工作。

6. 负责督促医护人员落实院内感染控制相关制度和要求。

7. 协助护士长解决工作中出现的突发、紧急情况,组织、参加危重患者的抢救、转运工作。

8. 协助护士长做好科室护理质量控制相关工作。

9. 负责或参与进修、实习生、新入科护士培训、带教及考核工作。

10. 协助护士长定期总结工作中存在的问题,积极分析、评价,提出整改措施,持续改进工作。

（四）任职资格

1. 身体健康，有良好的职业道德及个人修养。

2. N1 级以上护士。

二十二、内镜中心助理护士岗位说明书

（一）岗位基本信息

1. 工作地点　内镜中心。

2. 工作性质　临床护理。

3. 工作时间　8：00am~12：00am；14：30pm~17：30pm。

4. 直属上级　内镜中心护士长。

（二）工作概述

完成所有患者的接待、预约、登记工作；负责登记、发放各类报告单；辅助主班护士做好内镜诊疗前各项准备工作；协助做好患者安全管理和相关指导，维持就诊秩序；诊疗结束后做好分管区域内环境的整理、清洁和消毒工作；必要时担任部分外勤工作。

（三）工作职责

1. 7：50am 到岗，更换工作服，准备上岗。

2. 整理环境，清洁物表，准备各种所需物品。

3. 负责患者接待、预约、分诊，并准确、快速完成计算机登记工作。

4. 及时、正确记录、发放各类检查报告单。

5. 维护就诊秩序，按轻、重、缓、急原则合理安排患者就诊。

6. 指导患者及时诊疗前服药，并密切观察服药反应，有异常及时处理。

7. 熟悉各种设备、仪器、附件的使用方法，协助主班护士完成各种辅助诊疗工作。

8. 协助主班护士做好患者的安全管理和诊疗后指导工作。

9. 必要时，担任科室部分外勤工作。

10. 每日工作结束后，做好区域环境的整理、清洁和消毒工作。

（四）任职资格

1. 身体健康，有良好的职业道德及个人修养。

2. N0 级护士。

二十三、血液净化中心护士长岗位说明书

（一）岗位基本信息

1. 工作地点　血液净化中心。

2. 工作性质　护理管理。

3. 工作时间　8：00am~12：00am；14：30pm~17：30pm。

4. 直属上级　门急诊、医技护士长。

（二）工作概述

全面负责病区管理，掌握病区动态，负责护理人员岗位分配，绩效考核，护理质量与患者安全管理，理论与技能培训、考核，设备、物资管理。

（三）工作职责

1. 在护理部主任、科主任、科护士长的领导下工作。

2. 根据护理部及科室工作计划，制订本病区护理工作计划，并组织实施、按期总结。

3. 负责本病区护理人员的岗位设置和分层管理，合理排班、动态调配，并做好绩效管理。

4. 全面负责护理质量管理，定期检查护理质控小组工作，督导岗位职责落实情况，参与并指导疑难、危重患者护理及抢救工作；积极开展护理新技术、新业务。

5. 督促护理人员严格执行医院各项规章制度及操作规程，加强医护配合，保障安全。

6. 全面负责护理人员的培养和职业生涯规划，定期进行护理业务查房、教学查房、理论和技能培训、定期考核，持续提升护理人员整体素质。

7. 定期参加主任医师业务查房、科内会诊、疑难及死亡病例讨论，及时进行相关护理措施的制订、落实、改进等。

8. 负责病区经济管理，严格执行国家医疗收费标准，合理增收节支。

9. 定期召开工休座谈会，听取患者对医疗、护理、后勤及饮食方面的意见、建议，及时反馈、整改，持续提升患者满意度。

10. 负责指导和管理进修、实习人员的工作及临床教学。

11. 负责药品、设备、物资的请领、保管、使用、维修、报销等工作。加

强对毒、麻、限、剧药品的管理。

12. 督导保洁员做好病区清洁卫生和消毒隔离工作,保持环境整洁、安静,加强对患者、陪护人员、探视人员的管理。

13. 每季度至少独立完成一套临床班(A、P、N),及时发现各班次工作中存在的问题,进行整改。

（四）任职资格

1. 身体健康,有良好的职业道德及个人修养。

2. N3 级以上护士。

二十四、血液净化中心总务护士岗位说明书

（一）岗位基本信息

1. 工作地点　血液净化中心。

2. 工作性质　临床护理。

3. 工作时间　7：30am~15：00pm。

4. 直属上级　血液净化中心护士长。

（二）工作概述

协助护士长进行病房管理;负责物品、设备、药品的保管、核对、请领、报损、交接班等工作;负责办理出入院手续、处理医嘱、执行费用、核查药品发放、查对医嘱,做好交接班工作。

（三）工作职责

1. 7：30am 到岗,全面检查了解设备、仪器运行情况,有问题及时联系解决。

2. 全面检查了解透析患者病情,协助责任护士执行上下机程序。

3. 清点被服,及时更换、登记、保管。

4. 准备治疗室药品及物品,检查补充办公用品及一次性医疗物品,做好请领、发放、消耗记录。

5. 每日负责治疗室和准备室清洁、消毒;进行氧气湿化瓶、吸引器管道等的清洗消毒;督导医护人员生活垃圾及医用垃圾的分类放置。

6. 与药剂科人员交接液体,摆放次日液体及药品;负责病房毒、麻、限、剧药品的保管与领取。

7. 负责冰箱内药品、物品的管理及清洁、除霜工作。

8. 检查急救车,及时补充消耗的药品及物品,维护、保养急救设备。

9. 协助护士长管理病房,负责水、电、暖等故障报修;巡视楼道、公共卫生间等区域控烟状况。

10. 及时接待门诊、会诊患者,协助诊疗及费用的查收。

11. 根据医嘱分发换药物品,督促执行无菌操作及消毒隔离制度。

12. 参加晨会交班,掌握病区动态,查看与收费项目有关的治疗护理措施落实情况。

13. 及时处理出院患者医嘱,核查费用,办理出院手续。

14. 接待新入院透析患者,通知主管医生和责任护士。

15. 录入、执行住院患者费用,并打印每日清单。

16. 掌握全病区患者的医嘱及费用动态,及时督促患者缴费,有疑问者给予解释。

17. 与中央运输部交接长期、临时药品、标本、检查结果并做好归类、记录;负责退药。

18. 负责病区透析患者排班及预约、电话接听、会诊通知等事项。

(四)任职资格

1. 身体健康,有良好的职业道德及个人修养。

2. N1 级以上护士。

二十五、血液净化中心责任护士岗位说明书

(一)岗位基本信息

1. 工作地点　血液净化中心。

2. 工作性质　临床护理。

3. 工作时间　A 班(7:30am~14:00pm);P 班(11:30am~18:30pm);机动班(时间机动)。

4. 直属上级　血液净化中心护士长。

(二)工作概述

负责所管患者的治疗护理,包括病情观察与监测、护理评估、实施护理措施、效果评价、健康教育等;负责设备日常运行、维护保养及消毒。

（三）工作职责

A班

1. 7：30am 到岗,负责当班患者的透析操作、病情观察、数据记录,保持设备及床单位的清洁整齐。

2. 负责检查透析机的温度、电导度、血流量、脱水量、肝素维持量的设定及机器运转情况;注意观察穿刺部位有无渗血、肿胀。

3. 负责分管透析患者的整体护理以及健康教育、心理疏导工作。

4. 填写分管患者的各类记账单、登记本、记录单、表格。

5. 负责透析单元耗材消耗及申领工作。

6. 负责接待当日新透析患者,并为新患者做入院指导。

7. 完成当班患者的下机及机器消毒工作,测量患者血液透析后血压,称血液透析后体重并做好登记,送患者出透析室。

8. 协助下午班护士做好下午患者的透析器和血路管的预冲及上机程序。

9. 加强陪护人员管理,保持病房整洁、安静。

10. 指导所负责护生的临床护理实习。

11. 与P班护士床头交接班。

P班

1. 11：30am 到岗,核对下午患者上机用物准备是否完整,同时协助A班护士完成上午患者的下机及机器消毒工作。

2. 负责当班患者的透析操作,病情观察、数据记录,保持设备及床单位的清洁整齐。

3. 负责检查透析机的温度、电导度、血流量、脱水量、肝素维持量的设定及机器运转情况;注意观察穿刺部位有无渗血、肿胀。

4. 做好分管透析患者的整体护理,健康教育、心理疏导工作。

5. 填写分管患者的各类记账单、登记本、记录单、表格。

6. 负责透析单元耗材消耗及申领工作。

7. 完成当班患者的下机及机器消毒工作,测量患者血透后血压,称血透后体重并做好登记,送患者出透析室。

8. 加强陪护人员管理,保持病房整洁、安静。

9. 指导所负责护生的临床护理实习。

10. 完成透析治疗室的空气消毒并做好登记。

11. 下班时切断所有电路、水路,关好门窗,确保安全。

机动班

1. 主要承担全院危急重症患者床旁连续性血液净化治疗,有机磷中毒血液灌流治疗。

2. 负责患者的治疗实施与治疗安全保证。

3. 专人床旁监护观察记录机器运行情况监测、患者生命体征监测、液体的出入平衡监测、管路凝血监测。

4. 负责置换液的更换,机器报警识别与通路相关的报警处理。

5. 负责当班设备及物品的准备、消耗及补充、治疗项目的记账。

6. 做好患者及家属健康教育和卫生宣教。

7. 负责设备管理维护、运行保养登记。

(四)任职资格

1. 身体健康,有良好的职业道德及个人修养。

2. N1 级以上护士。

二十六、血液净化中心责任组长岗位说明书

(一)岗位基本信息

1. 工作地点　血液净化中心。

2. 工作性质　临床护理、护理管理。

3. 工作时间　A 班(7:30am~14:00pm);P 班(11:30am~18:30pm);机动班(时间机动)。

4. 直属上级　血液净化中心护士长。

(二)工作概述

负责所管患者的治疗护理,包括病情观察与监测、护理评估、负责所管患者的治疗护理;全面负责本组护理质量控制和改进,参与、指导疑难危重患者护理;负责设备管理、运行、维护和登记。

(三)工作职责

1. 履行责任护士各班次的岗位职责及流程。

2. 指导本组责任护士所负责患者的病情观察、基础护理、专科护理等常规工作,并参与疑难危重患者的抢救和护理。

3. 负责本组护理质量管理,随时进行督导检查,发现问题及时改进。

4. 主持护理教学查房,组织小讲课,参与护士培训,进修护士,实习护生临床带教工作。

5. 对组内血液透析工作进行评估,做好人力、物力安排,组织患者的交接班,高质量完成工作。

6. 指导下级护士工作,分管护理质量控制工作。

7. 负责组内医嘱执行查对,组内物资及药品管理。

8. 协助透析设备的维护及保养。

9. 检查落实每周重点工作。

(四)任职资格

1. 身体健康,有良好的职业道德及个人修养。

2. N3级以上护士。

二十七、消毒供应中心护士长岗位说明书

(一)岗位基本信息

1. 工作地点　消毒供应中心。

2. 工作性质　护理管理。

3. 工作时间　8:00am~12:00am;14:30pm~17:30pm。

4. 直属上级　手术室消毒供应中心科护士长。

(二)工作概述

全面负责病区管理,掌握病区动态,负责护理人员岗位分配,绩效考核,护理质量与患者安全管理,理论与技能培训、考核,设备、物资管理。

(三)工作职责

1. 在护理部主任、科主任、科护士长的领导下工作。

2. 根据护理部及科室工作计划,制订本病区护理工作计划,并组织实施、按期总结。

3. 负责科室行政管理,进行人事工作及安排、人员的考核。

4. 制订与修订科室管理制度、工作细则、操作程序和应急预案,并组

织实施。

5. 制订年度、月工作的计划。

6. 制订各级人员的继续教育计划;制订教学和科研工作计划并监督执行。

7. 制订年度设备、设施的增补、维护计划。

8. 定时检查各项工作及记录,参与计划的推进;按时呈报各项工作报告、报表;按时参加各类会议;监督安全管理;完成医院临时布置的工作。

9. 规划和参与提升工作质量和服务的研究,解决疑难问题。

10. 负责科室成本核算和管理,审核物资领购计划。

11. 建立定期征求科室意见,主动与临床科室联系制度并负责实施。营造主动为临床服务的文化,与临床科室保持良好的沟通,深入科室,及时掌握临床的需要,并积极配合。

（四）任职资格

1. 身体健康,有良好的职业道德及个人修养。

2. N3 级以上护士。

二十八、消毒供应中心总务护士岗位说明书

（一）岗位基本信息

1. 工作地点　消毒供应中心。

2. 工作性质　临床护理。

3. 工作时间　8：00am~12：00am；14：30pm~17：30pm。

4. 直属上级　消毒供应中心护士长。

（二）工作概述

协助护士长完成仓库的物品质量管理,做好各类物品的进库、存库、出库工作,根据物品使用的周转情况,及时调整物品进出数量和种类。器械及敷料等物品的报损工作。

（三）工作职责

1. 做好仓库的管理工作;随时掌握科室物品库存状态,保证物资的及时供应,充分发挥周转效率;物品分类标识清晰,环境保持通风、清洁和干爽,不发生物品霉变、过期等事件。

2. 做好科室贵重物资的清点与保管,并完成仪器设备的维修申报及报损工作。

3. 严格执行耗材和器械的管理制度,做好物品的接收、登记、核查、分类和处理工作。物品的收、发、出、入库等记录准确完整,每月清点一次,账、物相符。

4. 负责审核和检验各类耗材的质量和一次性无菌医疗用品的相关证件,掌握各类物品入库前质量检查标准并落实,确保入库物品的质量。妥善存放消毒灭菌监测材料,查验国家卫生行政部门消毒产品卫生许可证及有效日期,确保在有效期内使用。

5. 负责对医用清洁剂、消毒剂、润滑剂、除锈剂等进行质量检查,熟练掌握各类包装材料在相关标准中的技术参数,了解各区域物品使用情况,发现质量问题,分析和记录存在的问题,及时上报护士长,积极查找原因和提出解决方法。

6. 协助护士长做好科室的成本分析和控制,参与建立成本控制的长效机制。定期统计全院各科物品供应的数据及各类物品报表统计工作。收集、分析和掌握仓库所有物品的信息,及时了解物品使用动态。提高周转率并降低库存率,减少物品积压。同时满足各工作区域的消耗物品的需要。

(四)任职资格

1. 身体健康,有良好的职业道德及个人修养。

2. N1 级以上护士。

二十九、消毒供应中心收送岗位说明书

(一)岗位基本信息

1. 工作地点　消毒供应中心。

2. 工作性质　临床护理。

3. 工作时间

(1)收送1(5号大楼):9:00am~17:00pm。

(2)收送2(6号大楼):9:00am~17:00pm。

(3)收送3(2号大楼、应急班):8:00am~12:00am;12:00am~17:30pm。

（4）收送 4（日间病房、计划生育、泌尿检查室、应急班）:8:00am~
12:00am;12:00am~17:30pm。

4. 直属上级　消毒供应中心护士长。

（二）工作概述

承担全院复用器械和物品的回收和下送工作,保证各项工作保质保量
按时完成。

（三）工作职责

1. 严格执行查对制度、消毒隔离制度,做好全院重复使用物品的回
收、发放工作,保证物品的及时供应。

2. 认真填写各类清单,做到回收和发放数量与清单相吻合。

3. 负责检查临床科室特殊污染物品的标识、包装是否规范,避免交叉
感染。

4. 负责一次性使用无菌物品的下收、下送工作。

5. 严禁无菌物品与污染物品混拿、混放。

6. 每天下收、下送完毕,及时完成车辆的清洗,消毒处理工作,并登记。

7. 及时反馈临床各科室的意见,不断提高工作质量。

（四）任职资格

1. 身体健康,有良好的职业道德及个人修养。

2. N1 级以上护士。

三十、消毒供应中心发放岗位说明书

（一）岗位基本信息

1. 工作地点　消毒供应中心。

2. 工作性质　临床护理。

3. 工作时间　8:00am~12:00am;14:30pm~17:30pm。

4. 直属上级　消毒供应中心护士长。

（二）工作概述

负责无菌物品存放区各项管理工作;严格执行无菌物品发放查对制
度,确保发放无菌物品的有效性和可追溯性。

（三）工作职责

1. 负责各类灭菌包的发放与储存工作。

2. 每日进行各类物品基数的清点工作,保证各类物品充足,确保临床物品供给。

3. 保证各类灭菌物品存放符合要求。

4. 严格执行发放制度和流程,严禁发出湿包、过期包等差错事故。

5. 保持灭菌物品存放区的存放架、发放车辆、发放台面整齐清洁,避免灭菌后物品的二次污染。

6. 督促下收、下送人员的发放工作,保证所供灭菌物品的质量。

（四）任职资格

1. 身体健康,有良好的职业道德及个人修养。

2. N1 级以上护士。

三十一、消毒供应中心清洗岗位说明书

（一）岗位基本信息

1. 工作地点　消毒供应中心去污区。

2. 工作性质　临床护理。

3. 工作时间

（1）清洗 1:常规病房物品 9:00am~17:00pm。

（2）清洗 2:手术器械清洗 7:00am~15:00pm;12:00am~20:00pm;13:00pm~21:00pm。

（3）清洗 3:手工清洗 9:00am~17:00pm。

（4）清洗 4:腔镜手术器械清洗 7:00am~15:00pm;12:00am~20:00pm;14:00pm~22:00pm。

4. 直属上级　消毒供应中心护士长。

（二）工作概述

负责正确的接收分类污染医疗器械和物品,遵循去污原则和工作规程,执行标准预防技术,有效控制污染源,达到物品的清洗质量。

（三）工作职责

1. 严格执行消毒隔离制度和标准预防技术,做好环境维护保护,每日

用含氯消毒剂擦拭台面、地面等,防止污染源的传播,做好自身防护。

2. 负责正确回收各种临床科室使用的器械和手术器械,做好分类清点,根据污染种类和器械性质选择合适的清洗方法。

3. 执行各项清洗流程、清洗技术,按照清洗消毒机、超声波清洗机、高压水枪和气枪等仪器设备的操作规程及使用注意事项。

4. 清洗消毒机每日必须清洁过滤网,检查悬臂功能。

5. 根据物品性质及污染程度选择合适的清洗方式和流程,避免器械损坏和确保清洗质量。

6. 完成清洗消毒器、超声波清洗机等设备的日常维护与保养,保证机器的正常运转。

7. 负责清洁剂、消毒剂、润滑剂、除锈剂的配制并随时保证其有效浓度。

8. 按要求做好各类医疗废物的分类处理工作,防止交叉感染。

9. 发现物品清洗过程中存在质量问题,及时反馈给组长或质量管理员,参与质量分析会,提出相应的改进措施,不断完善清洗流程,提高清洗质量。

10. 保持清洗工具和洁具清洁、整齐,摆放有序。

(四)任职资格

1. 身体健康,有良好的职业道德及个人修养。

2. N1级以上护士。

三十二、消毒供应中心灭菌岗位说明书

(一)岗位基本信息

1. 工作地点　消毒供应中心灭菌区。

2. 工作性质　临床护理。

3. 工作时间

(1)灭菌1:8:00am~16:00pm。

(2)灭菌2:16:00pm~8:00am。

4. 直属上级　消毒供应中心护士长。

(二)工作概述

熟练掌握灭菌操作技术及监测技术,保证各类物品的灭菌质量。

（三）工作职责

1. 熟练掌握灭菌操作技术和监测技术,保证各类物品的灭菌质量。

2. 熟练掌握各类灭菌器的操作规程、灭菌原理、装卸载要求、灭菌适用范围及注意事项,掌握灭菌质量监测,确保各类灭菌物品的灭菌质量。

3. 完成灭菌过程中各类监测结果中的记录工作,发现问题,及时查找原因并上报组长,注意观察物理检测。

4. 负责各类灭菌器的日常维护和保养工作。熟悉停电、停水、停气等各项应急预案。

5. 能够判断和排除仪器常见故障,如不能及时排除故障应立即汇报处理,并做好维修登记。

6. 能够准确地判断湿包,及时查找原因并进行处理,上报组长并提出改进措施。接触无菌物品前洗手或手消毒。

7. 熟悉灭菌失败处理流程和生物监测不合格召回流程。

（四）任职资格

1. 身体健康,有良好的职业道德及个人修养。

2. 取得特种设备压力容器操作上岗证书。

3. N1 级以上护士。

三十三、消毒供应中心包装岗位说明书

（一）岗位基本信息

1. 工作地点　消毒供应中心检查包装及灭菌区。

2. 工作性质　临床护理。

3. 工作时间

（1）包装 1:手术器械及外来器械包装 8:00am~16:00pm;12:00am~20:00pm;15:00pm~23:00pm。

（2）包装 2:临床常规、专科器械的包装 11:00am~19:00pm。

（3）包装 3:腔镜手术器械包装及灭菌 7:00am~15:00pm;13:00pm~21:00pm;15:00pm~23:00pm。

（4）包装 4:手术敷料的包装 10:30am~18:30pm。

4. 直属上级　消毒供应中心护士长。

（二）工作概述

负责手术器械包、临床治疗包、外来手术器械及敷料包的包装及核对，保证待灭菌包质量。

（三）工作职责

1. 严格执行查对制度，按照手术器械、临床治疗包及敷料包的包装方法和质量标准进行包装。掌握各种包的用途、包内物品的数目、规格及包装注意事项。

2. 检查器械及物品清洗质量并按时记录，发现清洗不合格物品，及时退回去污区，每月统计不合格敷料、器械数量和名称，对清洗质量进行评价，并反馈给组长／质量管理员，参与质量分析会，提出整改意见。

3. 熟悉不同包装材料的特点，根据待灭菌品的性质及灭菌方式选择适宜的包装材料。

4. 正确执行包装的操作技术，熟悉包内化学指示物的放置要求、灭菌标识的要求及密闭完好性的检查。

5. 每日对医用热封机在操作前进行参数的准确性和闭合完整性检查，观察记录相关信息。当分热机发生参数不准确、闭合不良时，及时分析，必要时联系厂家维修并做好记录。

6. 各类待灭菌包标识清晰、明确，按要求注明待灭菌包的名称、包装者、灭菌时间、有效期及失效期、锅次、锅号。

7. 检查包装区每周出风口过滤网清洗登记与交接，台面、地面每日用含氯消毒液擦拭。

8. 对各类消耗材料检查、清点、登记。

9. 各类物品及敷料准备齐全，及时补充。

10. 参与业务查房、个案分享等学习授课和培训，提高专业知识和技能。

11. 保持环境清洁、整齐、物品摆放有序。

（四）任职资格

1. 身体健康，有良好的职业道德及个人修养。

2. N1 级以上护士。

附录2 护理项目赋分表

附表 1 按次收费项目赋分系数

序号	项目名称	赋分系数	序号	项目名称	赋分系数
1	膀胱冲洗	0.15	25	双胎接生	14
2	膀胱加压冲洗	0.3	26	胎心监测	0.1
3	膀胱残余尿量测定	0.01	27	产前检查	0.2
4	膀胱灌注	0.4	28	手取胎盘术	10
5	鼻饲管置管	0.5	29	乳房按摩	0.2
6	鼻饲注食、注药加收	0.1	30	阴道灌洗上药	0.2
7	鼻饲	0.1	31	会阴冲洗	0.2
8	雾化吸入	0.2	32	宫颈内口探查术	2
9	清洁灌肠	0.4	33	子宫按摩	0.05
10	保留灌肠	0.2	34	血液灌流治疗（血透）	5
11	一般灌肠	0.2	35	血液滤过（血透）	5
12	肛管排气	0.1	36	血液透析（长期门诊）	4
13	睡眠呼吸监测	0.3	37	动静脉置管护理	0.1
14	指脉氧监测	0.02	38	留置针更换贴膜	0.1
15	胎儿动态心电图	0.5	39	动脉加压注射	0.3
16	胎儿脐血流监测	0.2	40	动脉采血	0.3
17	胎儿生物物理相评分	0.2	41	静脉采血	0.2
18	催产素滴注引产术	10	42	皮下注射	0.15
19	单胎顺产接生	14	43	经皮选择性静脉置管术	0.3
20	药物性引产处置术	7	44	经皮选择性静脉拔管术	0.1
21	人工破膜术	10	45	皮内注射	0.3
22	难产接生	16	46	肌内注射	0.2
23	死胎接生	14	47	静脉穿刺置管术	0.3
24	死婴处理	15	48	静脉高营养治疗	0.2

序号	项目名称	赋分系数	序号	项目名称	赋分系数
49	静脉注射	0.2	77	心肺复苏术	3
50	血气分析	0.2	78	心脏电复律术	1.5
51	儿童静脉采血	0.3	79	翻身、拍背	1
52	儿童动脉采血	0.4	80	压力性损伤护理	0.2
53	新生儿复苏	3	81	造瘘护理	0.3
54	新生儿经皮胆红素测定	0.1	82	机械辅助排痰	0.1
55	新生儿量表检查	0.2	83	手术切口冷敷消肿	0.1
56	新生儿洗胃	0.2	84	冷热湿敷	0.1
57	新生儿行为测定	0.2	85	红外线治疗机治疗	0.1
58	新生儿油浴	0.3	86	超声波治疗	0.3
59	新生儿抚触	0.5	87	蜡疗	0.2
60	中药塌渍治疗	0.5	88	术后观察（松夹板）	0.1
61	中药熏洗治疗（全身）	3	89	术后镇痛	0.1
62	中药硬膏热贴敷治疗	1	90	心肌保护液灌注	0.01
63	中药外擦治疗（小）	0.1	91	远程心电图	0.05
64	中药外擦治疗（大）	0.3	92	大抢救（超过十二小时）	4
65	擦浴	0.3	93	大抢救（不足十二小时）	3
66	坐浴	0.2	94	小抢救（超过十二小时）	2.5
67	一氧化氮测定	0.15	95	小抢救（不足十二小时）	1.5
68	周围静脉压测定	0.2	96	外擦药物治疗（小）	0.2
69	口腔护理	0.2	97	外擦药物治疗（中）	0.4
70	吸痰护理	0.3	98	外擦药物治疗（大）	0.6
71	特殊物理降温	0.4	99	小换药	0.2
72	一般物理降温	0.1	100	大换药	0.3
73	耳针（单耳）	0.02	101	特大换药	0.4
74	手指点穴（5个穴位）	0.2	102	腹膜透析外界短管更换	0.2
75	烧伤特殊备皮	0.6	103	家庭腹膜透析治疗指导	0.15
76	腹腔灌注	0.4	104	家庭腹膜透析治疗	0.1

续表

序号	项目名称	赋分系数	序号	项目名称	赋分系数
105	腹膜透析液更换	0.1	109	站立＋步行能力综合训练	0.3
106	腹膜平衡试验	0.2	110	支气管舒张试验	0.3
107	语音训练	0.3	111	磁疗（每20min）	0.2
108	转移动作训练	0.3	112	99锝（云克）治疗	0.2

附表2　按日收费项目赋分系数

序号	项目名称	赋分系数	序号	项目名称	赋分系数
1	持续膀胱冲洗	3	10	支被架保护创面	0.01
2	持续吸氧	0.2	11	保护性隔离	0.05
3	静脉输液加收（儿科输液）	0.1	12	健康宣教	0.1
4	肠内高营养治疗	0.4	13	气垫床（加收）	0.15
5	胃肠减压	0.2	14	翻身床治疗	1.5
6	气管切开护理	0.6	15	使用波动式气垫床	0.15
7	气管插管护理	0.6	16	负压引流	0.2
8	尿道口护理	0.2	17	记24小时出入量	0.5
9	特殊疾病护理	0.4			

附表3　按小时收费项目赋分系数

序号	项目名称	赋分系数	序号	项目名称	赋分系数
1	加压给氧	0.08	7	心电监护	0.2
2	间断吸氧	0.08	8	遥测心电监护	0.04
3	无创辅助通气	0.02	9	脑电监测	0.04
4	呼吸机辅助呼吸	0.06	10	有创血压监测	0.1
5	持续呼吸功能检测（呼吸机）	0.02	11	颅内压监测	0.04
6	持续有创性血压监测	0.02	12	血氧饱和度监测	0.02

续表

序号	项目名称	赋分系数	序号	项目名称	赋分系数
13	特级护理（门诊产科）	0.1	17	静脉注射（使用微量泵或输液泵）加收	0.4
14	血透监测	0.1	18	临时起搏器应用	1
15	连续性血液净化	1	19	腹透机自动腹膜透析	0.02
16	门诊输液观察	0.1			

附表4　其他收费项目赋分系数

序号	项目名称	赋分系数	序号	项目名称	赋分系数
1	中药热奄包治疗/部位	0.8	15	静脉输血/组	0.5
2	中药封包治疗/部位	1	16	加压快速输血/组	0.2
3	冷疗/部位	0.2	17	小儿头皮静脉输液/组	0.6
4	红光治疗/部位	0.1	18	糖化血红蛋白测定（乳胶凝集法）/项	0.15
5	直流电治疗/部位	0.2	19	活化凝血时间测定（ACT）/项	0.04
6	气压治疗/部位	0.2	20	禁水加压素试验/项	0.06
7	超短波治疗/部位	0.15	21	糖化血红蛋白测定（内分泌实验）项	0.15
8	中频脉冲电治疗/部位	0.15	22	生长激素释放激素兴奋试验/项	0.1
9	微波治疗/部位	0.2	23	葡萄糖耐量试验/项	0.1
10	低频脉冲治疗/部位	0.3	24	糖化血红蛋白测定/项	0.15
11	贴敷疗法/创面	0.2	25	变应原皮内试验项	0.15
12	可见光治疗/区	1	26	醛固酮肾素测定卧立位试验/项	0.15
13	穴位贴敷治疗/穴位	0.2	27	13碳尿素呼气试验/项	0.1
14	抗肿瘤化学药物配制/组	0.1			

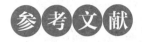

[1]蒋蓉,温贤秀,谢彩霞.临床护理岗位管理的实践[J].中华护理杂志,2013,48(05):419-422.

[2]吴欣娟,曹晶,徐园.护士岗位管理的探索与实践[J].护理管理杂志,2013,13(03):159-160.

[3]张小敏,李娟,童家竹,等.30家医院开展护士岗位管理的现状调查与分析[J].深圳中西医结合杂志,2014,24(11):183-184.

[4]刘于,汪晖.护士岗位分级管理及实施成效[J].护理学杂志,2014,29(22):53-56.

[5]胡艳丽,魏万宏,胡文勇,等.护理人员分级管理对临床护理专业发展的作用[J].中国护理管理,2013,13(08):111-112.

[6]骆金铠,杨琴,刘西华.法国护理的岗位管理现状及对我国的启示[J].中国护理管理,2016,16(07):926-929.

[7]戴付敏,MARYANNE WELCH,张希.澳大利亚公立医疗集团护士岗位管理的借鉴与思考[J].中华护理杂志,2013,48(11):1011-1013.

[8]陈妙霞.分层培训措施在护士在职教育中的应用效果研究[J].检验医学与临床,2017,014(015):2313-2315.

[9]张萍.护士在职教育缺乏主动性的原因与对策[J].中国全科医学,2010,13(S1):127-128.

[10]刘洪添.成人教育模式与有效学习环境创设[J].沈阳师范大学学报(社会科学版),2006,30(2):30-32.

[11]徐园,焦静,曹晶,等.以核心能力为理论框架的新护士岗前培训[J].中华护理杂志,2015,50(7):860-863.

[12]刘明,WIPADA KUNAIKTIKUL,WILAWAN SENARATANA,等.中国注册护士能力架构的质性研究[J].中华护理杂志,2006,41(8):691-

694.

［13］周玲.护理模式转变中的随想［J］.现代医药卫生,2013,29(18):2865-2865.

［14］徐梅,蒲霞,王惠珍.手术室亚专科护理岗位管理体系的构建与临床实践［J］.中国护理管理,2018,18(10):83-86.

［15］伍琳,殷楠,危诚怡.三级甲等医院护士护理研究自我效能的现状及其影响因素分析［J］.循证护理,2019,5(01):55-59.

［16］赵美红,葛学娣,张孟.临床护士职业获益感与离职意愿的相关性分析［J］.解放军医院管理杂志,2018(7):601-603,613.

［17］蒋艳,冯梅,段丽娟.护士层级体系的研究进展［J］.中华护理杂志,2017(52):1520-1523.

［18］王倩,于兰贞,姬晓燕.护士工作嵌入、工作满意度与留职意愿关系的研究［J］.中华护理杂志,2013(1):55-57.

［19］方菱.中华护理学会第2届护理学术年会暨全国妇产科新技术、新理论进展研讨暨全国门急诊护理学术交流会议暨社区护理学术交流会议论文集［C］.北京:2010.

［20］姜小鹰,吴欣娟.护理管理黄金法则［M］.北京:人民卫生出版社,2015.

［21］吴欣娟,王艳梅.护理管理学［M］.北京:人民卫生出版社,2017.